한국인에게 맞는 한국식 건강 비법

내 몸 사용설명서

※ 이 도서의 국립중앙도서관 출판시도서목록(CIP)은 서지정보유통지원시스템 홈페이지(http://seoji.nl.go.kr)와
   국가자료공동목록(http://www.nl.go.kr/kolisnet)에서 이용하실 수 있습니다.
   (CIP제어번호: CIP2015034161)

내 몸 사용설명서

본 책자의 출판권은 TV조선을 통해 TV조선과 저작권 계약을 맺은 베가북스에
있습니다.

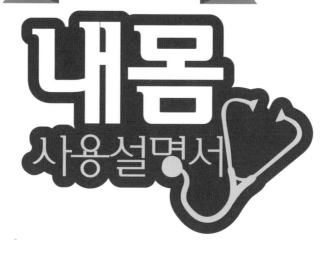

한국인에게 맞는 한국식 건강 비법

내 몸 사용설명서

TV조선 내 몸 사용설명서 제작팀 지음

베가북스
VegaBooks

우리는 우리의 몸에 대해
얼마나 잘 알고 있을까?

　대한민국에는 건강이라는 단어 앞에 더 이상 '열풍'이라는 수식어를 붙이지 않습니다. 건강에 관한 다양한 접근을 하는 책부터, 이 분야에 관한 한 내가 최고라는 건강의 달인의 비법을 다루는 각종 방송 프로그램들, 건강이라면 나도 할 말 있다는 블로거들까지 하루가 다르게 쏟아지는 각종 건강 정보가 넘쳐나기 때문이죠. 간헐적 단식부터 해독주스, 거꾸로 식사법 등 항간에 유행하는 수많은 ○○건강법들! "누가 나 대신 모두 체험해보고 좋은 것만 알려주는 좋은 방송은 없을까?"라는 시청자들의 필요를 채우기 위해 TV조선 〈내 몸 사용설명서〉가 시작됐습니다.

　내 몸 사용설명서가 다룬 주제는 참 다양했습니다. 2014년 4월 "내 밥 사용설명서"라는 제목으로 첫 방송을 시작한 이래 밥, 생강, 식초, 소금, 콩, 약술, 각종 곡물, 해조류 등의 식품부터 웃음, 폐 호흡법, 팔 돌리기, 발끝치기, 수면, 베개 사용법, 박수치기, 배변 등의 생활 습관 등을 다루면서 우리 몸의 머리부터 발끝까지 다루지 않은 분야가 없었습니다.

　일 년이 넘는 방송 기간 동안 〈내 몸 사용설명서〉가 주목한 것은 단 하나였습니다. 우리 주변에서 쉽게 찾을 수 있는 음식과 쉽게 적용할 수 있는 건강 실천법을 다루자는 초심에서 벗어나지 않기 위해 부단히 노

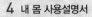

력했고, 이제 그 결실로 이 책 〈내 몸 사용설명서〉를 독자들 앞에 자랑스럽게 내놓습니다.

건강을 소재로 한 책들이 많지만 〈내 몸 사용설명서〉의 매력은 수많은 각종 건강 정보들 중에서 실생활 속에서 쉽게 적용이 가능하거나 어렵지 않게 구할 수 있는 식품들을 이 책 한권에 모았다는 점에 있습니다. 그야말로 쏟아지는 건강정보의 홍수 속에 진짜 옥석을 가리기 위해 때로는 까칠하게 실험했고, 때로는 재미있게 접근했습니다.

그동안 내 몸 사용설명서는 어느 덧 방송 80회를 앞두고 있습니다. 이 책은 방송되자마자 시청자들의 뜨거운 관심을 받았던 최고의 인기 비법들만 모았습니다. 방송에서는 시청자들의 재미를 위해 다양한 소재로 접근했지만, 이 책은 방송 내용을 간추려 우리 신체에서 중요한 각 부분을 하나의 챕터로 분류했습니다. 부록을 포함해 총 13개의 챕터로 말 그대로 머리부터 발끝까지 우리 몸의 구석구석을 다뤘습니다. 챕터 1에서는 '뇌'를 주제로 침묵의 살인자로 불리는 뇌졸중과 치매에 좋은 건강법을 다뤘고, 챕터 2에서는 우리 몸의 갯벌 '간'을 다뤘습니다. 그리고 폐, 대장, 척추, 신장, 손, 발, 눈, 두피, 호르몬 등 중년과 노년 건강에서 빠질 수 없는 주요 기관들에 관한 모든 건강 비법을 담았습니다.

이 책이 방송 못지않게 우리 몸의 건강에 관심있는 많은 분들의 사랑을 받을 수 있기를 바랍니다. 분명 이 책에 담겨진 한국인의 스타일에 맞는 여러 건강 비법을 실천한다면 건강한 100세는 남의 일이 아닐 것입니다. 여러분들의 100세 건강 시대를 응원합니다!

TV조선 내 몸 사용설명서 제작팀

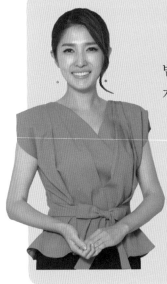

김경란 아나운서

화제의 건강법이나 세간에 알려진 핫한 건강법과 건강 고수들을 모아 재밌게, 때로는 까칠하게 검증하고 실험해온 TV 조선 〈내 몸 사용설명서〉가 한 권의 책으로 나왔습니다. 우리 몸은 침묵하고 있는 것 같지만, 끊임없이 우리에게 이상 신호를 보내고 있습니다. 이 책에는 우리 몸이 보내는 여러 가지 신호를 담았습니다. 그리고 어떻게 하면 더 건강해질 수 있는지 실전을 통해 단련된 고수들의 건강법을 소개했습니다.

방송인 박나림

TV조선 〈내 몸 사용설명서〉를 촬영하는 녹화현장은 언제나 후끈했습니다. 무대 위에 있는 출연진과 앉아있던 방청객도 녹화 내내 눈으로 직접 보면서도 도저히 믿을 수 없었던 각종 건강 비법들로 인해 진심어린 탄성이 가득했거든요. 이 책에 담긴 쉬우면서도 깊이 있는 건강법을 하나씩 따라가다보면 달라진 내 몸을 발견하게 될 거에요.

가수 김정민

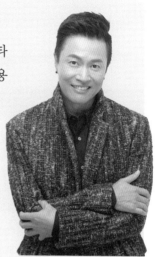

　방송이 80여회에 이르는 동안 한국인의 스타일에 맞는 우리식 건강법을 소개한 〈내 몸 사용설명서〉는 시청자들의 꾸준한 사랑을 받아왔습니다. 방송된 그동안의 모든 방송을 오롯이 담은 이 책 한권이, 우리의 삶을 더 건강하게 바꿔줄 것입니다!

방송인 설수현

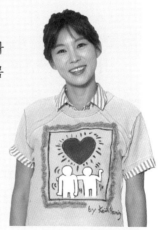

　건강은 하루아침에 나빠지지 않지만, 한번 나빠진 건강을 돌이키기란 쉽지 않습니다. 내 몸 사용설명서는 초보 여행자의 발걸음을 돕는 지도와 같은 책이라고 생각합니다. 건강에 이제 관심을 가지기 시작했다면 이 책이 알려주는 한국인의 라이프스타일에 맞는 건강법이야말로 최고의 멘토가 될 것입니다.

목차

Chapter 1. 뇌 _ 뇌가 보내는 떨림의 경고

Chapter 2. 간 _ 침묵의 장기 '간'을 지켜라

Chapter 3. 대장 _ 대장은 '제2의 뇌'

brain

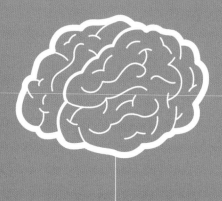

심각한 질병은 갑자기 찾아오지 않는다. 우리 몸은 현명해서 아프다는 신호를 바로바로 보내기 때문이다. 간혹 얼굴 신경이 씰룩거리거나, 잦은 두통, 쉽게 찾아오는 피로감 등이 바로 몸이 아프기 전 보내는 신호다. 이런 몸의 신호를 무시하고 넘어가면 뇌졸중이나 치매, 알츠하이머 등 뇌와 관련된 심각한 질환이 찾아올 수 있다. 뇌와 관련해서 불현듯 찾아오는 질환과 치료에 좋은 음식과 운동법까지 살펴보자.

Chapter **1**

뇌 ▶

뇌가 보내는
떨림의 경고

침묵의 살인자 '뇌졸중'

전 세계 60세 이상 노인들의 사망률 1위는 바로 죽음의 저승사자로 불리곤 하는 뇌졸중이다. 특히 날씨가 추워지는 겨울이면 뇌졸중으로 인한 사망자 수가 30%이상 늘어난다. '철의 여인' 마거릿 대처 전 영국 총리의 목숨을 앗아간 것도 바로 뇌졸중이었다. 다행히 사망에 이르지 않더라도 발병 후에는 반신불수, 언어장애 등의 심각한 후유증을 남기기도 한다. 그렇기 때문에 뇌졸중은 발병하기 전 예방하는 것이 중요하다. 그래서 먼저 우리 몸에서 보내는 두통, 마비와 떨림 증상 등의 경고에 귀를 기울여야 한다.

통계적으로 겨울은 중풍의 위험도가 가장 높은 계절이다. 기온이 낮아지면서 혈압이 쉽게 상승하기 때문이다. 뇌졸중을 한의학에서는 중풍이라고 한다. 풍(風)은 바람 즉, 운동성을 상징한다. 어지럽고 떨리는 증상을 동반하거나 반대로 운동성의 이상으로 뻣뻣해지는 마비 증상이 나타나기 때문이다.

한의학에서 설명하는 중풍이 발병하는 원리는 간단하다. 우리의 몸은 항상 음양이 서로 균형을 이루고 있어야 한다. 그래야 모든 기능이 부드럽게 운동하고 제 역할을 수행한다. 그런데 어떤 이유로 사람의 장기에 음양의 불균형이 생기고 그로 인해 제어가 되지 않아서 몸 안에서 내풍이 일어나면 중풍이라는 병으로 나타나는 것이다. 그런데 몸 안에서 생긴 이 내풍은 병리적인 징후지만 우리의 몸은 외기 즉, 자연과 교감하는 생명체이기 때문에 기후 변화에 민감하다. 겨울에는 우리 몸이 낮은 온도에 대항하기 위해 양성으로 더 치우친다. 그래서 내풍의 병변이 더 심하게 일어날 수 있는 환경이다.

젊은이도 안심할 수 없다

뇌졸중은 흔히 노인들만 조심하면 되는 것으로 생각한다. 오해다. 요즘은 젊은 세대에서도 뇌졸중 발병 위험이 점점 높아지고 있다. 가천대학교 길병원 뇌졸중센터가 지난 2000년부터 2013년 9월까지 초진으로 방문한 환자들을 대상으로 조사한 결과를 보면 전체 환자 중 30~40대가 18%를 차지했다. 즉 뇌졸중 환자 10명 중 2명은 젊은 환자였다. 이처럼 젊은 뇌졸중 환자가 늘어나는 이유는 서구화된 식생활로 고혈압, 당뇨, 고지혈증 등의 질환이 늘어났기 때문이다. 우리의 삶이 풍요로워졌지만 직장인들의 스트레스는 정말 엄청나다. 특히 30~40대 직장인들은 이런 스트레스를 주로 술, 담배, 기름진 먹거리 등으로 풀기 때문에 특히 위험하다. 대표적인 뇌졸중 위험인자를 꼽아보면 고혈압, 당뇨병, 심장질환 등의 성인병이다. 또 고지혈증이나 콜레스테롤 수치가 높다면 뇌졸중의 발병률이 더 높아진다.

전 세계 인구 6명 중 1명은 일생동안 뇌졸중을 한 차례 이상 경험한다고 할 정도로 많은 사람들이 고통을 받고 있다. 한의학에서 중풍이라는 병명은 풍에 맞았다는 의미이다. 사실 중풍은 급박한 증상이 나타나기전 긴 시간이 필요한 병리 기전을 가지고 있다. 단지 우리가 폭풍 전야의 고요함을 모를 뿐이다. 앞에서 말한 내풍의 원인인 음양의 불균형이일어나는 전조만 잘 살핀다면 우리 몸 안에 일어나는 작은 바람을 큰 소용돌이로 만드는 비극을 막을 수 있다.

뇌졸중의 원인을 알기 쉽게 설명하자면 뇌를 먹여 살리는 혈관 파이프가 갑자기 막히거나 터져서 생기는 것이다. 겨울에 유독 뇌졸중이 많이 생기는 데에는 실내와 외부의 온도차도 주된 원인으로 꼽힌다. 따뜻한 실내에 있다가 갑자기 외부에서 찬 공기에 노출이 되면 체내 혈관이 수축되고 혈관의 저항이 높아져 혈압이 상승한다. 운동을 열심히 하던 건강한 노인들이 뇌졸중으로 사망하는 이유도 바로 겨울철 실내외의 급격한 온도차 때문이다.

뇌졸중은 크게 뇌경색과 뇌출혈로 나눌 수 있다. 뇌경색은 혈관이 막혀서 발생하고, 뇌출혈은 혈관이 터져서 발생한다. 뇌출혈은 출혈 부위에 따라 경막외출혈(epidural hemorrhage), 경막하출혈(subdural H.), 지주막하출혈(subarachnoid H.), 뇌내출혈(cerebral H.) 등으로 나눌 수 있다. 겨울에 수도관이 얼어서 막히는 것이 뇌경색이고, 그 수도관이 동파되는 것은 뇌출혈이라고 이해하면 된다.

뇌졸중으로 인한 사망이 늘어나면서 저린 증상만 있어도 뇌졸중을 의심하는 경우가 있다. 뇌졸중은 뇌의 병변으로 마비나 감각 장애가 온다. 우리 뇌는 우측 뇌와 좌측 뇌로 나뉘어 있다. 우뇌는 좌측 신체를 지배하고 좌뇌는 우측의 신체를 지배한다. 그래서 아주 특별한 경우를 제외하고는 대부분 편마비 즉 좌측 또는 우측으로 오게 된다. 좌우뇌 중이상이 생긴 뇌혈관의 반대쪽 신체에 마비가 생기기 때문에 대부분 몸의 절반만 장애를 겪는다. 드물게 팔이나 다리 등의 특정 부위만 마비를 겪거나 사지 마비를 겪는 환자가 있지만 대부분은 신체의 한 쪽만 마비가 생긴다.

말이 어눌해지면 전조증상?

뇌혈관의 기능을 살펴보자. 앞뇌 즉 전두엽을 담당하는 전대뇌동맥은 다리를 움직이는 기능을 담당하고 있다. 옆뇌 즉 측두엽을 담당하는 중대뇌동맥은 손과 팔의 움직임 및 감각 기능, 혀의 움직임을 담당하고 있다. 뇌의 뒤쪽 후두엽의 후대뇌동맥은 물체를 보고 인지하는 기능을 담당하고 있다. 후두엽이 망가지면 환각증상이나 치매가 나타나기도 한다. 그리고 소뇌의 뇌혈관은 우리 몸의 균형을 담당하고 팔과 다리의 균형을 잡아주는 역할을 한다. 양의학적으로 뇌졸중은 '공을 치다'라는 뜻의 영어 'strike'에서 비롯된 'stroke'라는 단어로 표현된다. 이처럼 뇌졸중의 전조증상은 뇌의 어느 부위를 담당하고 있는 혈관에 문제가 발생했느냐에 따라 증상이 달라진다. 갑자기 심한 두통이나 어지러움, 균형 장애가 일어나거나 입 주위나 안면이 얼얼해진다든지, 말이 어눌해진다면 뇌졸중의 전조증상으로 이해해도 좋다.

> **TIP** 뇌졸중 셀프 감별법
>
> 뇌졸중이 의심되는 증상이 있다면 혼자서도 쉽게 감별할 수 있는 방법이 있다. 원래 손바닥을 하늘로 향하는 동작이 손바닥을 아래로 향하는 동작보다 더 어렵다. 먼저 양팔을 앞으로 쭉 내밀어서 손바닥을 하늘로 향하게 해보자. 만약 한쪽 팔이 쳐지는 증상이 있다면 뇌졸중을 의심해야 한다. 마비가 시작된 것이다.

때로는 뇌졸중의 전조증상과 비슷한 증상으로 혹시 뇌졸중이 아닌가 하는 두려움을 가지기도 한다. 예를 들어 단순한 저림이나 몸의 한 쪽 감각이 둔해지기도 한다. 주부들이 흔히 겪는 손저림 증상은 손을 많이 써서 손목의 정중신경이 눌리거나 말초의 신경염 등이 원인이다. 이런 증상들은 몸의 좌우가 함께 저리기 때문에 무조건 저림 증상이 있다해서 뇌졸중은 아니다. 하지만 평소 느끼지 못했던 마비감, 떨림 등이 있다면 우선 병원을 찾아 신경학적인 이상인지, 근골격계의 문제인지 진단을 받을 필요가 있다.

꼬마라고 방심하지마라 '꼬마 뇌졸중'

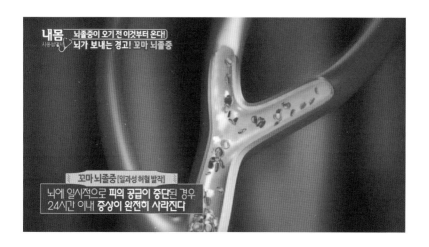

전조증상을 알아채기 어려운 경우도 있다. 갑자기 생긴 어지럼증과 시야가 흐려지는 느낌으로 병원을 찾은 한 남자가 있었다. 하루 만에 증상이 괜찮아져 안심하고 돌아갔다. 그러나 한 달 후 갑자기 쓰러져 병원으로 실려왔다. 병명은 뇌경색이었다. 그가 한 달 전 겪은 증상이 바로 꼬마 뇌졸중이라고 불리는 일과성 허혈발작이었다. 일과성 허혈발작은 뇌로 가는 혈류가 잠시 막혔다가 풀리는 증상으로 일시적인 반신마비, 언어장애, 어지럼증, 떨림 등이 나타난다. 이 증상을 겪는 대부분의 사람들은 방심한다. 그러나 꼬마 뇌졸중은 48시간 이내 재발 위험이 3%, 7일 이내 5%, 14일 이내 10%로 매우 위험하다. 때문에 일과성 허혈발작과 같은 증상이 나타났다면 반드시 정밀검사를 받아야 한다. 실제로 병원에서도 일과성 허혈발작이 의심되는 환자가 오면 이미 뇌경색으로 진행된 환자보다 더 신경을 써서 치료를 한다. 왜냐하면 뇌졸중으로 발전할 가능성이 많기 때문에 예방 차원에서 적극적인 치료를 진행하는 것이다. 만약 대수롭지 않게 여기고 방치해둔다면 후유장애를 영원히 안고 살아야 할 수도 있다.

뇌졸중과는 다른 안면마비

갑자기 찾아오는 마비 증상을 뇌졸중과 비슷하다고 오해하는 경우가 있다. 예를 들어 안면마비(와사풍) 등이다. 아침에 일어난 후 갑자기 발음도 안 되고 식사 때도 음식물을 흘리는 등의 증상이나 한쪽 눈을 완전히 감을 수 없는 경우도 있다. 마비와 떨림을 동반하는 질환은 맞지만 뇌졸중과는 구분된다. 이것은 말초성 안면마비라고 부르며 흔히 구안와사(口眼喎斜)또는 와사풍이라고 부르기도 한다. 말초성 안면마비는 뇌의 병변이 아니라 안면신경에 마비가 오는 증상으로 입이 돌아가거나 눈이 감기지 않는 안검(眼瞼)의 마비가 온다. 물론 얼굴에 마비가 오면 일상 생활의 질이 떨어지지만 생명에는 지장이 없다.

뇌졸중에 의한 안면마비와 말초성 안면신경 마비(구안와사)는 증상에서 약간의 차이가 있다. 구분하기 제일 쉬운 방법은 이마에 주름을 잡을 수 있느냐 없느냐를 보면 된다. 안면부 위쪽의 눈과 이마는 양쪽 뇌에 연결되어 있어 뇌졸중에 의해 한쪽 뇌신경이 이상이 오더라도 다른쪽 뇌신경의 작용으로 운동이 가능하다. 따라서 뇌졸중에 의해 안면마비가 오더라도 이마는 마비가 오지 않는다. 반면 말초성 안면신경 마비(구안와사)는 경중의 차이는 있지만 대부분 눈꺼풀 근육과 입 주위 근육의 마비가 함께 오기 때문에 눈을 다 감을 수 없고 입이 한쪽으로 몰리게 된다. 또 안면마비가 심하게 온 경우 혀의 감각장애, 미각의 소실 등이 생길 수 있지만 말이 어눌해지거나 단어가 떠오르지 않는 등의 언어장애는 생기지 않는다.

뇌졸중으로 인한 후유증 역시 사람들마다 매우 다르다. 뇌졸중으로 심한 마비를 겪은 환자 중에서 어떤 사람은 금방 걷기도 하지만 평생 심각한 후유증으로 고생하는 경우를 보기도 한다. 뇌졸중은 뇌로 가는 혈관이 막히거나 터져서 그 부분의 신경이 손상된 것이다. 손상된 부위가 어떤 운동을 담당하는 영역인가에 따라 언어가 어눌해질 수도, 편마비가 생기기도, 시각에 문제가 생기기도 한다.

건강에 얽힌 명언 가운데 이런게 있다. "운동은 하루를 짧게 하지만 인생을 길게 한다." 운동은 우리의 건강에 중요한 부분이다. 그러나 겨울 운동은 주의할 필요가 있다. 먼저 날씨가 추울 때는 피하고 반드시 모자나 장갑을 사용해 말초 혈관이 보호받고 수축되지 않도록 하는 조치가 필요하다.

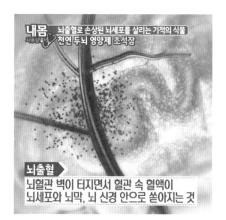

내몸 뇌출혈로 손상된 뇌세포를 살리는 기적의 식물
사용설명서 천연 두뇌 영양제 초석잠

뇌출혈
뇌혈관 벽이 터지면서 혈관 속 혈액이
뇌세포와 뇌막, 뇌 신경 안으로 쏟아지는 것

뇌출혈은 뇌혈관 벽이 갑자기 터지면서 혈관 안에 있던 혈액이 높은 압력으로 뇌세포와 뇌실, 뇌막으로 쏟아져 나오는 것이다. 뇌혈관 벽은 왜 터지는 것일까? 뇌혈관에 혈전이 쌓이면서 좁아지다가 갑자기 증가하는 압력을 이기지 못하고 터지기도 하고 뇌혈관 벽이 얇아지면서 부풀어 오르는 혈관 꽈리 즉 동맥류나 혈관기형이 있는 경우 터지기도 한다. 혈관 안에 있던 피가 뇌세포 사이로 쏟아져 나오면서 뇌압이 오르고 신경을 자극해 심한 통증을 유발하는 것이다.

사람들은 흔히 뒷목이 뻣뻣해지고 혈압이 오르면 중풍을 의심한다. 그러나 중풍이 온다고 해서 모든 경우에 목이 뻣뻣해지지는 않는다. 뇌출혈의 두통은 보통의 두통과는 다른 통증으로 느껴진다. 천둥처럼 머리가 울릴 정도로 몹시 괴로운 두통이다. 그러나 대개의 환자들이 겪는 뒷목이 뻣뻣해지는 증상은 잘못된 자세로 인해 어깨 승모근이 뭉쳐서 생기는 근육긴장성 두통이다.

생활 습관을 바꾸는 것이 치료의 첫 단추

고혈압과 당뇨가 뇌출혈의 원인을 제공하는 것으로 아는 사람도 있지만 그것은 오해다. 고혈압과 당뇨는 생활 습관으로 생기는 병이다. 즉 음주와 흡연, 과로와 같은 생활 습관이 오랫동안 지속되면 사람의 몸은 그동안 고군분투를 거듭하다 더 이상 견디지 못하고 손을 놓아버린 상태가 되고 혈압과 혈당의 상승을 불러온다. 이 경우 혈관의 변성이나 췌장의 피로 등은 누적된 상태라고 보면 된다. 이런 생활 습관으로 인한 병은 끼리끼리 뭉쳐 다닌다는 특징이 있다. 고혈압이 있으면 뇌졸중에 걸릴 확률이 8배나 높고, 흡연을 하면 뇌졸중에 걸릴 확률은 2배 이상 높아진다. 또 당뇨를 앓고 있으면 뇌졸중에 걸릴 확률은 2~8배 이상 증가한다. 그럼 두 가지를 모두 하는 경우는? 생각하기도 싫은 결과다.

특히 흡연의 경우 담배를 피우면 혈관이 수축된다. 단 한 개비의 담배만으로도 혈관의 수축 상태는 30분이나 지속된다. 하루 2~3갑의 담배를 피우는 사람은 혈관이 수축된 채 하루를 보내는 셈으로 혈관에 가해지는 위험은 아예 측정조차 할 수 없다. 언제든지 뇌졸중으로 쓰러지더라도 이상하지 않다.

어지럼증은 우리 국민 3명 중 1명이 겪을 정도로 흔한 증상이다. 그래서 대부분 대수롭지 않게 여긴다. 하지만 뇌에서 생기는 어지럼증은 '중추성 어지럼증'으로 숨을 쉬는 것처럼 생명을

TIP 뇌졸중도 가족력?
뇌졸중도 가족력이 있다고 보는 것이 일반적이다. 형제나 자매 중에 뇌졸중을 앓았다면 자신도 뇌졸중이 발병할 위험이 60%나 더 높을 수 있다는 스웨덴 캐롤린스카연구소 연구팀의 연구결과가 있다. 형제나 자매가 55세 이하에 허혈성뇌졸중이 발병했다면 자신도 55세 이전에 뇌졸중 발병 위험이 2배가량 높은 것으로 나타났다. 뇌졸중을 일으키는 당뇨나 고혈압과 같은 생활습관형 질병은 같은 형태의 생활 습관을 공유하기 때문에 발생하는 것이다.

유지하는 기능과 직접적인 연관이 많아 치료시기를 놓치면 치명적인 결과를 초래할 수 있기 때문에 결코 가볍게 넘겨서는 안 된다.

어지럼증은 크게 4가지로 구분할 수 있다. 첫 번째는 아득해지고 양쪽 눈앞이 먹먹해지는 현기증이 난다. 빈혈이나 혈액순환이 안 되는 경우에도 발생하지만 이것 역시 뇌졸중의 증상이 될 수 있다. 두 번째는 빙글빙글 도는 어지러움이다. 대개 원인은 귀에서 80% 이상 찾을 수 있지만 뇌에도 원인이 있을 수 있기 때문에 빠른 병원치료를 필요로 한다. 세 번째로 걸음을 걸을 때 마치 술에 취한 것처럼 비틀거리거나 걷기가 힘들어 몸이 한 쪽으로 쓰러지는 경우이다. 고령이거나 고혈압, 당뇨와 같은 뇌졸중의 위험인자를 가지고 있는 사람에게 갑자기 어지럼증이 발생했다면 뇌졸중일 가능성이 크다. 마지막으로 어지럼증으로 인해 머리가 멍해지는 느낌을 받을 때이다. 몸이 붕 뜨는 느낌이나 만성적으로 어

질어질함을 겪는다면 여기에 속한다. 대개 스트레스, 불안, 우울증, 공황장애, 광장공포증 등으로 발생한다.

그렇다면 뇌졸중으로 죽은 뇌 세포는 다시 살아날 수 있을까? 결론부터 이야기하자면 안타깝지만 한번 죽은 뇌세포는 다시 살아날 수 없다. 그래서 뇌경색 이후 해당 세포의 기능에 손상이 오면 후유증이 남게 된다. 하지만 시간이 지나면서 주변의 세포가 그 기능을 부분적으로 대체해 후유증이 줄어들기도 한다. 실제 뇌경색으로 소멸한 세포의 범위가 넓은 경우 줄기세포를 통한 뇌세포 재생 연구가 진행되고 있고 최근에는 성공 사례도 많다. 그러나 아직 기본 치료법은 아니다.

최근 미국 콜롬비아 대학의 스콧 스콜 교수팀은 운동이 인간의 신경세포(뇌세포)를 생성할 수 있다는 사실을 증명하기도 했다. 그러나 아직은 많은 연구가 필요하다.

뇌졸중에 좋은 음식 '양파'

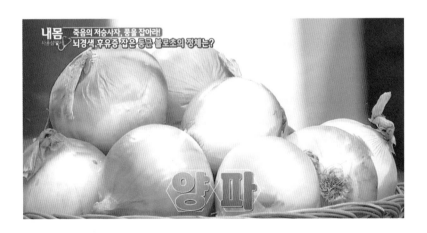

양파는 우리 주변에서 쉽게 구할 수 있어서 자주 먹는 채소다. 하지만 흔하다고 해서 양파의 효능을 무시해서는 안 된다. 양파는 여러 가지 약리 작용으로 '둥근 불로초'라고 불리며 장수의 묘약으로도 알려져 있다. 동의보감은 '산총'이라고 부르며 사람의 모든 장기에 이로운 음식으로 기록하고 있다. 따뜻한 성질을 가져 양파를 섭취하면 간의 기능을 원활하게 해주고, 혈액을 맑게 해주는 효능을 가지고 있어 뇌경색에 특효 식품이다.

인류가 양파를 애용한 것은 이집트, 그리스, 로마, 인도, 중국 등의 고대부터다. 식품의 향신 조미료 외에 약재로도 널리 사용됐다. 특히 고대 이집트 시대에는 이미 중요한 식품이자 약이었다. 나일강 상류에 있던 고대 도시 테베에서 발견된 기원전 1500년경의 문서 '에벨파피스'에는 음식물이나 생약에 대한 기록이 있다. 당시 이집트 사람들은 양파나 마늘을 심장병, 두통, 찰과상(짐승에게 물렸을 때) 등의 여러 가지 질병에 걸렸을 때 애용했다. 그 외에도 미국의 초대 대통령 조지 워싱턴은 감기에 걸리면 구운 양파를 먹으면서 건강을 지켰고, 94세까지 장수한 중국의 덩샤오핑도 자신이 즐겨먹는 음식에 양파를 항상 곁들였다.

양파에는 혈관 속에 쌓이거나 혈액을 타고 돌아다니는 혈전을 없애주는 섬유질과 플로보노이드 성분이 많다. 그 중에서도 특히 양파의 강력한 항산화성분인 퀘세틴이 큰 주목을 받고 있다. 일반적으로 고혈압, 고지혈증 같은 혈관계 질환이 있는 사람들의 혈관을 살펴보면 혈관 벽에 콜레스테롤이 쌓이고 혈전이 떨어져 나와 혈관을 막을 위험이 높아진다. 이렇게 기름이 낀 혈관은 탄력을 잃어버려 혈액이 지나는 동안 혈압도 상승하게 된다. 하지만 양파를 섭취할 경우 퀘세틴이 체내에 흡수돼 혈관 벽의 콜레스테롤은 물론 혈전을 녹여주는 혈관 청소부 역할을 하게 된다. 그 결과 혈액이 깨끗해져 혈관도 탄력을 되찾고 전반적인 혈류 순환도 좋아지게 된다. 이 과정에서 뇌혈류 순환을 도와 이미 죽은 뇌신경세포가 하지 못하는 일을 주위의 신경조직이 대체하기도 한다. 뿐만 아니라 마비된 각 기관으로 가는 혈액 순환을 돕게 되면 근육과 신경의 운동에도 도움이 될 것이다. 뇌경색으로 인한 후유증이 단순히 먹는 것이나 약물 치료만으로 개선되기는 힘들다. 하지만 매일 먹는 음식물이 우리 몸에 끼치는 영향은 무시할 수 없다.

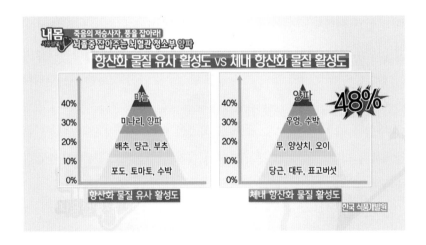

양파가 뇌세포를 보호한다는 사실은 여러 논문에서 많이 확인되었다. 특히 치매 예방에 효과가 있다는 사실은 실험을 통해서도 입증되었다. 환경생명과학연구소는 실험용 쥐에게 양파의 에탄올 추출물을 20mg씩 8개월 동안 투여한 결과, 학습장애의 억제효과가 3.26% 증가했다는 발표도 있었다. 그리고 노화색소로 세포 내의 강력한 독성 물질로 알려진 '리포푸신'(Lipofusoin)의 체내 침착률이 양파 추출물의 장기 투여로 15% 이상 억제됐다. 또 인체에 해로운 활성산소 제거 효소인 '슈퍼옥시드 디스무타아제'(Superoxide Dismutases)의 활성도도 양파추출물을 투여했을 때 각각 37.3% 증가했다.

양파는 조리법에 따라 퀘세틴 함유량의 변화는 없다. 삶을 때, 볶을 때, 고열에서 튀길 때 양파의 함유량의 변화를 비교해본 연구결과가 있다. 창원대학교 식품영양학과(차용준 교수팀)의 조리법에 따른 퀘세틴 변화량 조사연구에 따르면 조리방법과 상관없이 95% 이상의 퀘세틴 함유량을 유지했다. 또 한국식품개발원이 50여 가지 채소를 분석한 결과에 따르면 양파 자체에 포함된 항산화력은 마늘보다 훨씬 낮다. 하지만 체내에 흡수된 후에는 양파의 항산화력이 48%로 가장 높았다. 또 퀘세틴은 양파의 위치에 따라 함량의 차이가 크다. 퀘세틴을 가장 많이 함유하고 있는 부분은 겉껍질이다. 많은 사람들이 질겨서 버리는 껍질과 양파의 가장 안쪽을 비교하면 최대 60배나 차이가 난다.

양파밥과 양파껍질로 우려낸 차

양파는 매운 맛을 가지고 있지만 껍질을 우려낸 물은 맵지 않다. 양파에 들어있는 퀘세틴은 플라보노이드계의 일종인 강력한 항산화제로 혈관 벽의 콜레스테롤을 제거해 혈관을 깨끗하게 청소하고 세포의 손상을 막아준다. 고혈압을 예방하고 노화 방지에도 효과가 있다.

우리나라 30세 이상의 성인 남녀 중 약 29%는 대사증후군을 앓고 있다. 대사증후군은 암이나 뇌 질환, 뇌졸중, 당뇨병 같은 질환을 부른다. 또 대사증후군은 혈액 속 인슐린의 농도가 지나치게 높아지거나 혈액

속 체지방이 증가하면 발병률이 높아진다. 양파의 퀘세틴은 이미 여러 논문을 통해 강력한 항산화 효과가 있을 뿐만 아니라 콜레스테롤과 중성 지방을 낮춰주고 항혈소판 효과를 내는 것으로 알려져 있다. 몸속에 있는 콜레스테롤과 체지방, 혈전 등을 분해해 소변과 함께 내보내기 때문에 혈액순환을 돕는다. 그러나 주의할 점이 한 가지 있다. 간혹 약을 먹지 않고 양파만 섭취하는 경우가 있는데, 절대 그래서는 안 된다. 이미 고혈압, 당뇨, 고지혈증 등 성인질환이나 뇌경색 진단을 받은 경우 치료약을 반드시 복용해야 한다.

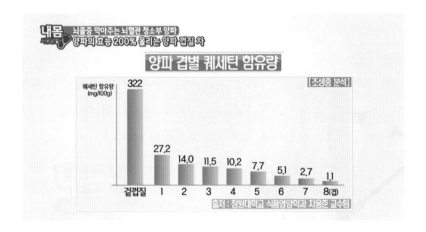

*양파밥

① 깨끗하게 씻은 쌀에 적당량의 물을 붓는다.

② 양파를 잘게 채 썰어 쌀 위에 올린다.

③ 평소 짓는 방식으로 밥을 짓는다.

손상된 뇌세포를 깨우는 천연 두뇌 영양제 '초석잠'

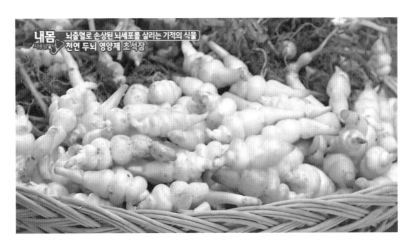

식물을 잘 자라게 하려면 어떻게 하면 될까? 거름을 주면 그 영양분으로 식물은 잘 자란다. 우리 뇌도 마찬가지다. 우리의 뇌에 초석잠은 천연 영양제나 다름이 없다. 초석잠은 산과 들의 습지에서 자라는 식물이다. 한방에서는 기혈 순환을 촉진시키고 어혈을 풀어줘 타박상 등의 통증질환 뿐만 아니라 혈압을 안정시키는 등의 뇌혈관 질환에 좋은 약초로 알려져 있다. 이 약초에는 뇌 기능을 활성화 시키는 신경전달물질인 콜린(choline), 페닐에타노이드(phenylethanoid)라는 성분이 다량 함유되어 있다. 기억력 개선과 인지능력을 높여 노인성 치매나 뇌경색을 예방할 수 있다. 또 부종이나 뇌졸중을 예방하는 데에도 효과가 있다. 특히 콜린은 신경전달물질인 아세틸콜린의 구성 성분으로 세포의 퇴화를 막고 아세틸콜린의 분비량을 증가시킨다. 또 뇌혈관 장벽을 뚫고 들어가 뇌세포에 직접 작용해 기억을 돕는 생화학 물질을 만들어낸다. 이것을 통해 신경을 자극하는 신호를 보내는 작용도 한다. 나이와 함께 기억력이 쇠퇴해가는 것을 방지하는 효과가 있어 노인성 치매 즉 '알츠하이머 치매'의 예방에 도움이 된다. 그 외에도 혈액 순환과 면역력 증진의 효능도 있다. 노인 인구가 많은 일본에서는 초석잠을 늙지 않고 즐겁게 산다는 뜻의 초로기라고 부르며 에도 시절부터 설 요리로 즐겨 먹었다.

초석잠의 약효는 뿌리에 집중되어 있다. 생으로 복용하는 경우 하루 50g, 말린 것은 10~20g 정도로 복용하는 것이 적정하다. 과다 섭취할 경우 설사가 날 수 있다. 임산부의 경우 하기작용으로 태기불안을 야기할 수 있어서 복용해서는 안 된다.

*초석잠 장아찌 만들기

① 식초, 설탕, 간장, 물을 1:1:1:1의 비율로 넣고 끓인다.

② 팔팔 끓으면 초석잠을 넣고 5분간 졸여준다. 팔팔 끓을 때 초석잠을 넣어야 아삭한 식감을 즐길 수 있다.

③ 서늘한 곳에 3시간 정도 숙성한다.

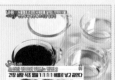 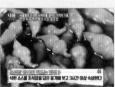 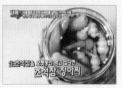

＊초석잠 차 만들기

① 초석잠을 3~4일 동안 말린다. 너무 장기간 말리면 색이 검게 된다.

② 말린 초석잠을 팬에 볶는다.

③ 물 2리터에 볶은 초석잠 30g을 넣고 끓인다.

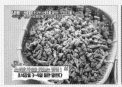 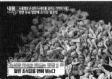 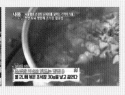

뇌 청소부 '천마'

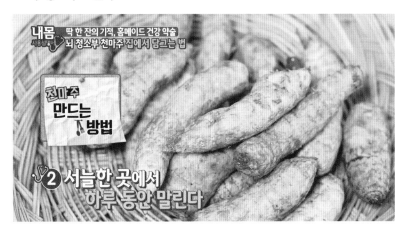

　천마는 하늘에서 떨어져 마목병(痲木病, 신체가 마비가 되는 병)을 치료하는 약초라는 의미를 지녔다. 동의보감 '탕액편'에서는 허약해서 생긴 어지럼증을 치료한다고 나오고 '본초강목'에서는 두통과 어지럼증을 없애며 마비 증상을 치유한다고 기록되어 있다.

천마는 뇌 질환 질병에 최고의 신약이라고 불릴 정도로 효능이 높다. 그래서 뇌졸중, 뇌경색 등의 각종 뇌질환에 효능이 매우 좋다. 또 몸속의 콜레스테롤 수치를 낮춰 혈액 순환에 도움을 준다.

천마는 "정풍초(定風草)" 즉, 풍을 다스리는 약초라고 부를 만큼 효과가 높다. 현재까지 알려진 약재 중에서 유일하게 뇌혈관장벽(BBB)을 통과할 수 있는 약물로써, 뇌혈류의 흐름을 좋게 할 뿐만 아니라 대량의 뇌신경전달 물질 및 전구체를 보유하고 있는 것으로 알려져 있다. 천마의 약효는 형광등이 수명을 다해 깜빡거릴 때 새로 산 초크 전구를 끼워주는 느낌에 비유할 수 있다. 건망증, 사려판단 결핍, 단기기억력 결핍을 특징으로 하는 노인성 치매 질환에 좋다.

약재를 술에 담가 마시는 이유가 있다. 술에 담가 먹으면 약재나 과일에 함유하고 있는 성분을 3~4배 더 추출해 음용할 수 있기 때문이다. 대부분의 약재에 포함된 유기산, 당 엽록소, 엽황소, 탄닌 등의 성분은 물에서는 추출이 잘 안되지만 알코올에는 잘 녹는다. 그리고 알코올은 혈액순환을 촉진시켜 약술에 포함된 약재 성분이 몸에 빨리 흡수되는 장점이 있다.

*천마주 만드는 방법

① 천마를 닦고 하루 동안 햇볕에 물기 없이 말린다.

② 30도 담금주를 담는다.(천마는 물기가 있는 편이라 도수가 좀 있는 술로 담가야 한다. 하지만 너무 독하면 술로 먹을 때 힘들다. 30도가 적당하다.)

③ 천마는 다른 술과 달라서 3년 이상은 숙성되어야 좋다. 3년이 안 되

면 술내가 많이 나고 독하다. 3년 정도 숙성시키면 술이 순하고 천마를 생으로 먹으면 말똥 냄새가 나는데 3년 이상 숙성하면 그런 냄새가 없어진다.

④ 숙성된 천마주의 알코올 도수가 20도 밑으로 내려가면 효능이 의심스럽다. 20도 이상 되어야 약효가 있다.

※주의할 점

천마는 쪄서 말리는 것보다 날것으로 쓰는 편이 더 효과가 좋다. 쪄서 말리면 천마에 있는 성분들이 당분으로 바뀌어 고유의 약성을 잃기 때문에 소주에 담가 우려내는 편이 더 효과적이다. 약술의 용기는 색깔 있는 불투명한 유리병이 좋다. 투명 유리병은 종이로 싸서 햇빛을 차단해야 한다. 그늘지고 서늘한 곳에 잘 밀봉해 보관해야 변질될 위험이 적다. 흔히 약술을 장식장에 넣어 보관하는데, 이는 잘못된 방법이다. 천마를 복용한 후 목이 마르고 변이 딱딱해지는 증상이 나타나면 복용을 중지해야 한다.

기와 혈의 순환을 도와 풍을 예방하라!

중풍에 걸리면 여러 가지 이유에 의해 정혈(精血)이 쇠약해지면서 인체의 평형이 깨져 기혈 순환의 장애가 일어난다. 그래서 기를 조화롭게 조절해주고 혈액 순환을 원활하게 해줘야 한다. 기본적인 식생활과 꾸준한 운동으로도 중풍을 치료할 수 있지만 혈자리 지압도 치료에 도움이 될 수 있다.

지압은 비교적 부드러운 자극이다. 힘들다고 느껴지지 않는다면 수시로 해주는 것이 좋다. 지압을 할 때는 정확한 경혈 부위를 찾고 그 부위를 5~7초 정도 천천히 눌러주고 천천히 손가락을 떼어내는 형식으로 3~5회 정도 실시한다.

엄지와 검지가 만나는 곳이 만나는 곳을 '합곡혈'이라고 한다. 보통 소화가 안 되거나 멀미가 날 때, 그리고 생리통이 있을 때도 만져주는 곳으로 알려져 있다. 기혈 순환이 막혀 생기는 모든 질환의 개선과 예방에 기본이 되는 혈자리이기 때문에 효과가 크다. 지압을 할 때는 엄지손가락 끝 지문이 있는 부분으로 혈자리를 5~7초 동안 지그시 눌러준다. 이것을 3~5초 정도 반복해준다. 어떤 사람은 '합곡혈'을 조금만 눌러줘도 크게 고통을 호소하기도 한다. '합곡혈'에 통증이 심한 경우는 경락 소통에 문제가 있다고 보면 된다.

다음으로 '곡지혈'이 있다. 팔꿈치를 접었을 때, 생기는 횡문(가로줄) 끝단, 바깥쪽을 곡지라고 한다. 이 부위를 3~5초 동안 지그시 눌러준

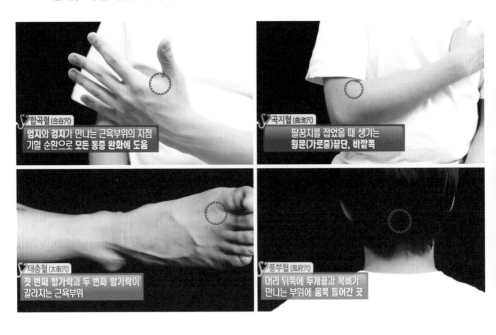

합곡혈 (合谷穴)
엄지와 검지가 만나는 근육부위의 지점
기혈 순환으로 모든 통증 완화에 도움

곡지혈 (曲池穴)
팔꿈치를 접었을 때 생기는
횡문(가로줄)끝단, 바깥쪽

태충혈 (太衝穴)
첫 번째 발가락과 두 번째 발가락이
갈라지는 근육부위

풍부혈 (風府穴)
머리 뒤쪽에 두개골과 목뼈가
만나는 부위에 움푹 들어간 곳

다. 올바른 지압은 강한 자극은 피하고 일정한 자극으로 경혈 순환을 유도하는 것이 좋다. 팔다리의 마비 증상의 개선과 예방에 특효를 보인다.

마지막으로 '풍부혈'이 있다. 머리 뒤쪽에서 두개골과 목뼈가 만나는 부위에 움푹 들어간 곳을 '풍부혈'이라고 한다. 바람이 머무는 바람의 집, 풍부라고 한다. 두통이 있을 때 지압해주면 효과가 상승한다.

유산소운동 '108배'

108배를 통한 운동은 스포츠 의학적으로 매우 우수하고 훌륭한 운동이다. 유산소 운동이면서 무산소 즉 근력운동이 가장 이상적으로 조화를 이루고 있다. 무엇보다 모든 동작이 대칭적으로 이루어져 온 몸의 균형적 발달을 이루고 우리가 평소 흔히 쓰지 않는 근육까지 자연스럽게 활성화시킨다. 108배 운동의 동작을 하나씩 살펴보면 합장하는 동작은 단전과 허벅지, 종아리를 강화한다. 몸을 굽히는 동작에서는 팔과 어깨 그리고 엉덩이 근육이 사용되고 다시 일어나는 동작은 단전과 허벅지, 종아리를 강화한다. 마지막으로 몸을 굽히고 일어나는 동작을 반복하면 전신 근육이 단련된다. 108배 운동은 무릎 관절에 전혀 무리를 주지 않는다. 오히려 이 운동을 통해 무릎의 퇴행성관절염이 치유되는 사례가 많다. 반복적인 운동은 무릎을 지지하는 주변 인대와 근육을 강화시켜 무릎 연골의 부담을 줄여준다. 또 혈액순환을 증가시켜 통증을 줄이고 유연성과 지구력을 높일 수 있다. 다만 무릎관절염이 있거나 허리에 문제가 있는 사람은 시도하지 않는 편이 낫다. 자신의 체력에 따라 횟수를 조절하면 된다. 한 번에 많이 하는 것보다 조금씩 꾸준히 하는 것이 더 좋다. 1주일에 3번 이상 땀을 촉촉하게 흘릴 정도로 운동을 해야 한다.

야외활동이 줄어들어 운동량이 많지 않은 겨울철에 최적의 운동이라고
할 수 있다.

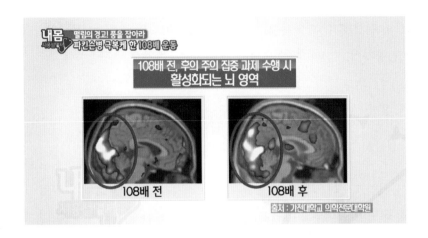

108배 운동이 무릎에 무리를 주는 것처럼 보이지만, 사실은 전신의
근육을 모두 이용하는 운동이다. 오히려 역설적으로 이 운동을 리드미
컬하게 해내면 무릎 관절 주변의 근육과 인대가 강화되고 혈액순환이
좋아지는 운동이다. 다만 관절염이나 수술 직후의 급성환자는 삼가야
한다.

한 스포츠과학연구소는 108배를 하루 2~3회 반복하면 유산소 운동
의 효과를 볼 수 있다는 발표를 했다. 근력 운동은 환자 본인의 몸 상태
에 따라 조절할 필요가 있다. 108번이라는 숫자에 얽매이지 말고 본인
의 몸 상태에 따라 횟수를 조절해야 한다. 예를 들어 동작을 익히지 않
은 사람의 경우에는 5~10회부터 조금씩 횟수를 늘려나가는 편이 좋다.

한국체육과학연구원에서 건강한 남녀 각각 두 사람을 대상으로 108

배를 한 다음 칼로리 소모량을 측정했다. 108배를 하는 데 걸린 시간은 약 20분이다. 남성은 108배를 했을 때 평균 147칼로리(㎈)가 소모됐다. 여성은 108배를 했을 때 96칼로리(㎈)가 소모됐다. 108배를 했을 때 운동량을 살펴보면, 시속 6.5킬로미터의 속도로 12분 동안 걷거나, 조깅을 9분 동안 했거나, 수영이나 자전거를 15분 동안 한 것과 같은 운동량이다. 따라서 108배는 단순한 관절 반복운동이 아니라 중 강도의 유산소 운동이라고 볼 수 있다.

*108배 운동 따라 하기
 ① 양손을 마주한 뒤 두 다리를 모아 바르게 선다.
 ② 허리를 반듯이 펴고 무릎이 바닥에 닿는 소리가 나지 않게 구부린다.
 ③ 손 짚고 앞으로 살짝 나가며 왼발이 오른발 위에 놓이게 포갠다.
 ④ 팔을 굽혀 머리를 바닥에 댄다.
 ⑤ 손 짚고 머리를 들며 팔꿈치를 펴서 앞으로 나가며 발가락을 꺾는다.
 ⑥ 엉덩이를 발뒤꿈치에 붙인다.
 ⑦ 1~2초를 쉰 뒤 반대의 순서대로 동작을 하며 일어선다.
 ⑧ 일어설 때는 팔을 땅에 딛지 않고 무릎과 허리의 힘으로 일어선다.
*108배 운동할 때 주의할 점
 양 무릎은 같이 땅에 딛고 같이 땅에서 떨어지도록 한다.

치매 유발자 '호모시스테인'을 조심하라!

인간의 뇌는 40대에 들어서면 서서히 노화가 시작된다. 뇌 신경세포는 한번 손상을 입으면 다시 회복되지 않는다. 2008년 42만여 명이던 치매 환자가 2013년에는 57만여 명으로 늘었고, 2050년에는 200만 명을 넘을 것으로 전망된다. 약 15분마다 1명씩 발생할 정도로 치매 환자가 늘어나고 있다.

치매를 진단 받은 사람들의 반응은 대개 두 가지로 나타난다. 설마 내가 치매에 걸리겠는가, 하는 태도와 치매를 불치병처럼 여겨 치료를 포기하는 태도다. 사실 치매는 치료약이 없기 때문에 한번 발병하면 병원 치료와 운동, 그리고 식이요법으로 진행 속도를 늦추는 방법 밖에 없다. 하지만 초기에 치료한다면 10~15%의 치매는 완치에 가까울 정도로 회복될 수 있다. 그리고 무엇보다 중요한 것은 치매유발자를 막아 사전에 예방해야 한다는 점이다.

한 가지 중요한 사실은 남녀노소 누구나 우리 몸 안에는 치매 유발자가 만들어진다는 사실이다. 우리가 섭취하는 음식물은 체내 대사과정을 거쳐 아미노산으로 분해된다. 이 과정에서 일종의 독성 물질인 호모시스테인이 만들어진다. 호모시스테인(Homocystein)이 혈관 내벽에 미치는 영향은 수도관 안에 녹이 슬고 부식하는 것과 비슷하다. 치매유발자인 호모시스테인이 산화제 역할을 해 혈관을 노후시키는 것이다. 축적된 호모시스테인은 혈관 내피세포를 자극해 활성산소를 생성하고, 혈관 확장 역할을 하는 산화 질소를 불활성화 시켜 혈관을 수축 상태로 만든다. 또 혈압과 혈전을 조절해주는 인자인 프로시타시클린 생성을 억제해 혈관 벽에 손상이 생기도록 한다.

또 구리나 콜레스테롤과 결합해 뇌세포를 손상시키기도 한다. 1995년 미국의학협회지에서 발표한 자료에 따르면 호모시스테인의 체내 농도가 5mol/L씩 증가할 때마다 말초 혈관 질환의 위험도가 7.8배, 뇌혈관 질환 위험도가 2.3배, 협심증이나 심근경색 등 관상동맥 증상 발생 위험도가 1.8배 증가했다. 치매의 전 단계로 알려진 경도인지장애(MCI) 노인의 경우 혈중 '호모시스테인'의 양이 높다는 연구 결과도 나왔다. 국립보건연구원에서는 60~85세 노인 1,215명을 상대로 경도인지장애를 분석했다. 연구결과에 따르면 호모시스테인의 양이 1리터당 15~30μmol의 경미한 수준으로, 높은 노인의 경우라도 정상치(15μmol 이하)를 가진 노인보다 경도인지장애의 위험도가 약 1.4배 증가했다. 또한 호모시스테인 양이 중간치인(30~100μmol) 경우는 정상치 노인보다 그 위험도가 약 2.5배로 높게 나타났다. 다시 말해 호모시스테인 수치만 잘 관리해도 치매는 물론 뇌졸중, 심혈관 질환을 유발할 수 있는 거의 모든 위험을 사전에 차단할 수 있다고 말할 수 있다.

'호모시스테인'을 잡는 비타민 B 삼총사

비타민의 종류가 많지만 호모시스테인을 잡는 비타민은 따로 있다. 비타민 B군 중에서도 비타민 B6, 9, 12에 주목해야 한다. 이 비타민들은 치매유발자인 호모시스테인도 잡아주지만, 뇌 건강에도 도움을 주기 때문에 '두뇌 비타민'으로도 불린다. 치매유발자인 호모시스테인이 품행이 바르지 못하고 문제를 일으키고 다니는 사고뭉치 불량학생이라고 한다면, 비타민 B6, 9, 12는 불량학생을 착한 모범생으로 교화하는 선도부 3 총사라고 보면 된다. 메티오닌은 우리 몸에서 SAMe로 대사되어 항산화 작용을 하고, 시스테인은 글루타치온을 형성하여 해독작용을 하는 착한 성분이다. 그런데 비타민이 결핍되면 대사과정에서 메티오닌과 시스테인이 독성물질, 즉 불량학생으로 변한다. 이것이 바로 치매유발자, 호모시스테인이다. 그런데 호모시스테인이 비타민 B9, 12를 만나면 다시 항산화 작용을 하는 메티오닌이 된다. 비타민 B6를 만나면 해독작용을 하는 시스테인이 변한다. 그래서 비타민 B6, 9, 12는 한 팀으로 작용해야 효과가 있다. 세 가지 중 어느 하나라도 부족하면 호모시스테인이 그대로 혈액 속에 쌓이게 된다.

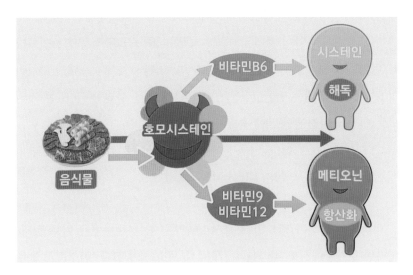

또 뇌의 기능을 유지하는 데도 영향을 미친다. 뇌에 가장 중요한 영양소는 산소와 포도당이다. 뇌는 포도당의 일종인 글루코오스(Glucose)만을 영양분으로 사용한다. 뇌가 이 에너지원을 잘 활용하려면 비타민이 필요하다. 예를 들어 자동차를 움직이기 위해서는 가솔린 등의 주원료도 필요하지만 각종 윤활유도 필요한 것과 마찬가지다. 이 때 신경세포의 형성에 관여하는 것이 바로 비타민 B6, 9, 12다. 옥스퍼드 대학교에서 가벼운 인지 장애를 가진 노인들을 대상으로 비타민 B6, B9, B12가 미치는 영향에 대한 실험을 했다. 2년 동안 참가자들은 매일 비타민 B6, B9, B12를 각각 20mg, 800mg, 500mg만큼 포함되는 식이요법을 실천했다. 이것은 이들 비타민의 하루 권장량을 훨씬 뛰어넘는 양이며 우리가 일반적으로 음식에서 섭취하는 양보다 많았다. 효과는 어땠을까? 높은 호모시스테인 수치가 눈에 띄게 떨어졌고 기억력이 개선되었다. 인지능력 검사에서도 정확도가 70%나 개선되었다. 게다가 뇌 정밀 촬영 결과로 비타민 B군이 뇌가 위축되는 것을 막는 데 도움을 준다는 사실을 확인했다.

혈액검사를 통해 치매유발자인 호모시스테인의 수치를 알 수 있다. 보통 호모시스테인 수치 12.5umol/L 이하를 정상으로 본다. 하지만 혈중 호모시스테인 수치를 적어도 9umol/L 이하로 유지하는 것이 좋다. 치매나 심혈관 질환, 뇌졸중 등의 가족력이 없다면 10umol/L 이하를 유지해야 한다. 가족력이 없고 아무런 증상이 나타나지 않는다고 해도 15umol/L 이상이 나온다면 위험 신호라고 받아들여야 한다. 또 호모시스테인 수치 20umol/L 이상은 심근경색, 뇌졸중, 당뇨병, 암, 치매에 걸릴 확률이 높은 매우 위험한 수치다. 그러므로 병원 검사를 통해 호모시스테인 수치를 관리하는 것이 좋다.

비타민 B6, 9, 12가 풍부한 식품들

비타민 B6

비타민 B6는 어떻게 섭취하는 것이 가장 효과적일까? 음식을 통해서 섭취하는 것이 가장 효과적이다. 비타민 B6가 가장 풍부한 음식으로 닭가슴살과 호두, 해바라기씨가 있다.

닭 가슴살

닭 가슴살은 심장을 튼튼하게 만들어주는 카르니틴(Carnitine)이라는 성분이 들어있어 심장 질환 예방에도 좋지만, 비타민 B6가 들어 있어 치매 예방에 도움을 준다. 닭고기에 풍부한 비타민 B6는 빛이나 열에 의해 쉽게 손실되는 특징이 있다. 또 수용성 성분이라 비타민 B6를 보호하는 가장 좋은 조리법은 굽는 방법이다. 오븐이나 프라이팬에 세지 않은 불로 구워서 조리하는 것이 가장 좋다. 구울 때 후추를 사용하고, 브로콜리, 죽순, 토마토 같은 채소를 사용하면 비타민 B6 섭취량을 늘릴 수 있다.

호두

호두에도 비타민 B6가 풍부하다. 고콜레스테롤혈증(Hypercholesterolemia)이 있으면 치매 위험이 높아진다. 하지만 호두를 매일 8알 정도 섭취하면 알츠하이머병(노인성 치매)의 원인 물질인 베타아밀로이드가 뇌에 쌓이는 것을 억제해 치매를 예방하고 불면증 치료에 도움이 된다고 알려졌다. 호두를 섭취하는 방법은 여러 가지가 있지만 식용유에 볶아서 먹으면 비타민을 제대로 흡수할 수 있다. 또 호두와 초콜릿을 함께 먹으면 일석이조의 효과가 있다. 초콜릿의 원료인 카카오는 피로회복을 돕는다. 대뇌 피질을 자극하는 테오브로민(Theobromine)이 두뇌 활성화에 도움을 준다.

해바라기 씨

볶은 해바라기 씨에도 비타민 B6가 들어있다. 해바라기 씨 추출물은 뇌세포가 사멸되는 것을 막아주는 효과가 있다는 연구결과가 있다. 퇴행성 뇌질환의 하나인 알츠하이머는 가벼운 기억력의 장애에서부터 전반적인 인지기능의 장애를 나타내는 질환으로 해마를 포함한 신경세포에서 세포사와 관련이 있는 것으로 보고 있다. 마른 해바라기 씨에는 비타민 B6가 0.77mg인 반면 볶았을 때는 1.18mg으로 높아졌다. 볶아서 먹거나 갈아서 드레싱에 활용해도 좋다. 다만 해바라기 씨에는 지방의 함량이 높기 때문에 하루 섭취량은 8g 가량(밥숟가락 한 스푼 정도)이 적당하다.

비타민 B9

비타민 B9, 엽산은 인지력 감퇴를 막아주기 때문에 뇌의 발달에 꼭 필요한 영양소이다. 특히 태아를 위해 엽산 섭취는 반드시 필요하다. 엽산은 아미노산과 핵산의 합성에 필수적인 영양소로 세포 분열, DNA와 RNA(세포 안에서 DNA 정보를 운반) 생성에 관여하는 것은 물론 헤모글로빈의 생성을 돕는다. 한국인 영양섭취기준에 의하면 성인의 하루 엽산 권장 섭취량은 400㎍DFE이다. 엽산이 부족해지면 빈혈이 발생한다. 적혈구의 부족으로 나타나는 빈혈이 치매를 발생시킨다는 연구결과가 있다. 미국 샌프란시스코의 한 대학연구팀이 70대 노인 2,500명을 대상으로 11년간 추적조사를 했는데 빈혈 노인은 빈혈이 없는 노인에 비해 치매 발생 위험이 41%나 큰 것으로 나타났다.

시금치

흔히 시금치는 철분식품으로 알려져 있지만 사실은 엽산의 왕으로 불릴 만큼 비타민이 가득한 채소다. 시금치에는 엽산이 196.2㎍가 들어가 있어 뇌기능 개선, 치매 위험을 감소시킨다. 시금치의 유일한 단점은 수산이 들어있는 것이다. 수산은 체내에서 칼슘과 결합해 수산칼슘이 되고 이것이 몸에 쌓이면 결석을 일으킨다. 하지만 매일 한 단씩 먹지 않는 한 걱정하지 않아도 된다. 물에 데치면 대부분의 수산이 빠져나간다. 다만 신장 결석이나 요로결석이 있는 경우는 적은 양에서도 생길 수 있으므로 조심해야 한다. 또한 아스피린이나 피를 묽게 하는 항응고제를 복용 중이라면 삼가는 게 좋다. 시금치는 데치면 생리활성 물질이 손실된다. 보통 가열 조리에 의한 시금치의 엽산 함량 저하 현상은 2분과 3분 사이에 급속히 진행된다. 국을 끓이거나 데칠 때는 소금을 넣어 끓는 물에 1분 이내에 살짝 데쳐야 한다.

시금치 조리방법에 따른 항산화 성분 함량

조리방법	총 폴리페놀	총 플라보노이드
데치기 전	51.24	14.55
데친 후	42.24	6.96

브로콜리

브로콜리에는 비타민 B9이 100g당 210㎍나 들어있다. 슈퍼 푸드로 알려진 브로콜리는 노화로 인한 체내의 면역계 약화를 억제하는 데 효과가 있어 활성산소가 세포를 손상시켜 질병을 발생시키는 것을 막아준다. 활성산소는 신경세포를 죽여 치매를 유발하는 것으로 알려져 있다. 혈관성 치매는 뇌혈관 질환으로 대뇌 조직이 손상을 입어 기억력이나 행동 조절에 이상이 생기는 질병이다. 브로콜리에 함유된 비타민이 활성산소를 제거해 치매를 예방할 수 있다. 브로콜리를 조리할 때도 짧은 시간동안 가열하는 것이 좋다. 브로콜리의 경우 90% 이상의 수분을 가지고 있는 채소이기 때문에 채소 자체가 가지고 있는 수분을 충분히 활용하면 된다. 냄비에 물 한 스푼을 넣고 브로콜리 자체의 수분을 이용해 5분 동안 수증기로 익힌다. 양파에 들어있는 알린 성분은 비타민 흡수에 도움을 준다. 또 비타민C가 풍부한 식품과 함께 섭취하면 비타민 B9의 손실을 줄이는데 도움이 되기 때문에 과일과 함께 주스로 갈아 마셔도 좋다.

검은 콩

검은 콩에는 비타민 B9이 100g당 444㎍나 들어있다. 여기에 함유된 레시틴 성분은 인지질의 일종으로 체내에서 기억력을 담당하는 아세틸콜린의 재료로 기억력과 집중력 향상, 두뇌 발달 및 노년기 치매 예방에 효과가 뛰어나다. 한자의 머리 '두'(頭)자를 생각해보자. 콩 '두'(豆)와 머리 '혈'(頁)이 합쳐진 복합어다. 그만큼 콩이 두뇌에 큰 도움을 준다는 의미다. 한방에서는 오래 전부터 검은 콩과 감초를 넣어 달인 감두탕을 해독제로 써왔다. 검은 콩에 들어있는 비타민을 제대로 섭취하려면 녹황색 채소를 함께 먹는 것이 좋다. 베타카로틴을 골고루 섭취할 수 있기 때문이다. 다만 두부와 시금치는 함께 먹는 것은 좋지 않다. 시금치의 수산(옥살산)과 두부의 칼슘이 만나서 생기는 수산칼슘이 결석을 유발할 수 있다.

비타민 B12

치매유발자를 잡는 비타민 삼총사, B6, 9, 12 중에서 B12는 반드시 섭취해야 한다. 왜냐하면 비타민 중에서도 가장 결핍이 쉬운 비타민이 바로 B12이기 때문이다. B12는 체내 흡수율이 낮고 주로 육류에만 존재한다. 위염이나 위궤양 등 위가 좋지 않을 경우 흡수가 어렵다. B12는 신경세포를 싸고 있는 미엘린(Myelin, 뉴런의 주위를 둘러싸는 절연제로 신경계의 기능에 매우 필수적인 성분)을 유지하고 아세틸콜린의 합성에도 영향을 미쳐 기억력과 학습능력 증진에 효과적이다. 적혈구 외에도 신체 내 모든 세포가 성장하고 분열하기 위해서는 B12가 반드시 필요하다. 특히 노인은 B12가 조금만 부족해도 인지기능 저하 속도가 빨라질 수 있다.

꽁치

꽁치에는 B12가 100g 당 17.7㎍ 들어있다. 인간의 뇌조직에 없어서는 안 될 DHA가 29.7%, EPA는 8.5%로 하루 섭취 권장량의 3.5배가 포함되어 있다. DHA는 뇌세포를 활성화시켜 기억력과 학습 능력을 향상시키고 노인성 치매를 예방해준다. 따라서 주의력결핍과잉행동장애

(ADHD)에도 도움이 된다. 뇌를 둘러싸고 있는 막의 대부분은 포화지방산으로 이루어져 있다. 그런데 DHA 등의 불포화지방산인 오메가3가 뇌신경세포막에 적당히 포함되어 있으면 뇌의 기능이 더욱 활성화된다.

B12는 물에 용해되는 수용성 비타민이지만 열에는 비교적 안정적이어서 조리 과정에서 손실이 적은 영양소이다. 구이나 찜, 조림, 튀김 등 다양하게 활용이 가능하다. 또 비타민 B9(엽산)의 흡수를 높여주는 작용도 있어 시금치나 무청, 아스파라거스 등과 함께 요리를 하면 일석이조의 효과를 볼 수 있다.

굴

굴은 바다의 우유라는 별명이 있을 정도로 우리의 몸에 좋다. 굴은 뇌세포 안과 밖의 압력을 일정히 유지시켜 세포 기능이 잘 이뤄지도록 돕고 기억력을 관장하는 해마 기능도 높인다. 또 타우린(Taurine)은 뇌세포 안과 밖의 압력을 일정히 유지시켜 세포 기능이 잘 이뤄지도록 돕고, 기억력을 관장하는 해마의 기능도 높인다.

비타민C가 풍부한 과일과 함께 섭취하면 조혈 작용을 도와 빈혈 예방에 효과가 있다.

백합

코발라민으로도 불리는 B12가 주로 작용하는 신체 부위는 뇌와 신경이다. 안면신경 마비증세인 구안와사에 백합 조개가 효능을 보이는 것도 B12 때문이다. 신경세포에는 주위에 전기절연체인 수초(myelin sheath)가 있다. 수초는 신경전도 과정에서 중요한 역할을 한다. 수초에 문제가 생기면 신경전달 속도가 저하되고 결국 구안와사의 원인인 안면 부위의 말초신경장애를 낳는다. 수초가 유지되고 생성되기 위해서는 B12가 필수적이다. 백합이 동맥경화 등 심혈관 질환을 예방할 수 있는 것도 사실 B12 때문이다. 백합은 지방이 적은 식품이기 때문에 죽을 끓이는 데 적당하다. 들기름과 김, 그리고 부추를 함께 곁들이면 불포화지방산과 엽산을 함께 섭취할 수 있다.

치매 잡는 '총명 주스'

한국영양학회에서 권장하는 채소 섭취량은 성인 남자를 기준으로 7접시(1접시 당 30~70g), 과일은 3접시(1접시 당 100~200g)이다. 그런데 우리나라 국민 4명 중 3명은 이 기준에 못 미치는 식생활을 하고 있다. 특히 하루 채소 섭취량의 40%를 김치류로 섭취하고 있고, 가장 많이 섭취하는 채소는 마늘, 양파, 무 등의 흰색 채소들이다. 결과적으로 우리는 편중된 식습관을 가지고 있다는 얘기다. 케일, 브로콜리, 바나나, 검은 콩(두유로 대체 가능)을 넣고 갈아 만든 주스를 매일 마시면 비타민 B6와 B9을 충분히 섭취할 수 있어 치매 예방에 좋다. 이 주스 한 잔의 열량은 약 220칼로리 정도이며 비타민 B6는 0.6mg으로 하루 필요량의 50%, 비타민 B9은 130μg으로 역시 하루 필요량의 약 40%를 충족하는 양이다. 이밖에 식이섬유가 한 잔에 8g 정도 들어있고 베타카로틴과 칼슘도 상당량 들어있다. 케일 대신 시금치를 50g 정도 넣으면 비타민 B9의 하루 필요량의 80%를 채울 수 있다. 또 칼로리가 부담된다면 두유 대신 생수를 넣고 채소량을 조금 늘려 조정하면 된다.

*재료: 케일, 브로콜리, 바나나, 검은 콩

① 검은 콩을 물에 불린다. 만약 번거롭다면 시중에서 판매하는 무첨가 검은콩 두유로 대체해도 된다.

② 믹서기에 무첨가 두유 200mg에 녹즙용 케일 1장(쌈용으로는 3장), 바나나 반개, 브로콜리 1/3을 넣고 간다.

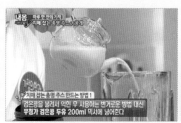
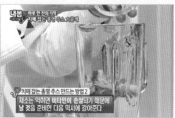

liver

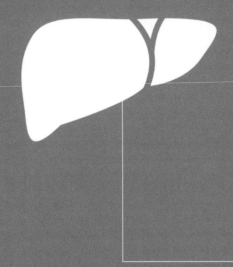

바다를 깨끗하게 하는 갯벌처럼 간은 사람의 몸에 있는 독소들을 배출하는 기관
이다. 그런데 간을 해치는 것은 현대인들의 과도한 음주와 식습관, 그리고 생활
습관이다. 침묵의 장기 '간'을 지킬 운동과 중요한 식품, 그리고 습관을 배워보자.

Chapter 2

간 ▶

침묵의 장기
'간'을 지켜라

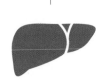

우리 몸의 갯벌 '간'

만약 갯벌이 없다면 지구는 어떻게 될까? 눈에는 보이지 않지만 갯벌은 지구의 오염 물질을 깨끗이 정화시키는 역할을 한다. 그러나 갯벌이 중요한 이유는 단순히 정화 능력 때문만은 아니다. 탁한 것을 맑게 해줌과 동시에 생명이 유지되기 위해 필요한 자양분을 만들어 지구의 생태 환경을 만든다.

사람의 몸 안에도 갯벌과 같은 기능을 가지고 있는 장기가 있으니 바로 '간'이다. 매일 피곤하다는 말을 입에 달고 살거나, 윗배가 살살 아프고 배에 가스가 자주 찰 때가 있다. 이런 증상으로 병원에 가서 검사를 받아보지만 뚜렷한 원인을 찾지 못할 때가 더 많다. 그런데 이런 증상들은 대부분 간 기능의 이상으로 몸속의 독소가 배출되지 못해서 발생하는 증상이다. 다시 말해 간의 건강만 잘 지켜도 성인들이 앓고 있는 대부분의 병증을 치료할 수 있다는 이야기다.

간은 우리 몸의 1차 해독 기관으로 불린다. 우리 몸속 해독의 75%를 담당하고 있기 때문이다. 그런데 현대인들은 과도한 음주와 해로운 식생활을 반복한다. 특히 우리의 식습관이 점차 서구화되면서 육류나 기름진 음식, 특히 인스턴트식품을 자주 섭취한다. 이로 인해 위나 장에 문제가 발생하고 콜레스테롤과 중성 지방으로 인한 고혈압, 당뇨병, 암 등의 심각한 질병이 늘어나고 있다. 이런 질병 대부분이 몸속의 독소가 배출되지 못해서 발병한다. 안타까운 것은 침묵의 장기인 간은 70% 이상 손상되어도 자각 증상이 없다는 것이다. 때문에 간의 건강을 지키는 것이 우리 몸의 건강을 유지하는 지름길이다.

인체의 화학공장

간은 우리 몸에서 가장 큰 장기인 동시에 천여 가지의 효소를 생산해서 우리 몸에서 일어나는 대부분의 화학반응에 관여한다. 그래서 간을 인체의 화학공장이라고 부른다. 우선 공장이 돌아가기 위해서는 원료가 필요하다. 간에는 간동맥과 간문맥이라고 하는 두 개의 혈관을 통해 혈액을 공급받는다. 간동맥을 통해서는 산소가 풍부한 동맥혈을 공급받고 간문맥을 통해서는 위나 장에서 흡수된 영양분을 실은 혈액이 유입된다. 즉 완제품을 만들 원재료인 혈액과 기계를 돌릴 에너지인 산소가 공급되는 것이다. 이렇게 흡수된 영양분은 화학공장인 간에서 가공, 처리되어 우리 몸에 필요한 단백질과 영양소가 생성되고 저장되게 된다. 그럼 간은 단순히 생산 공장의 역할만 하는 것일까? 간은 정화 시설이기도 하다. 공장이 돌아가는 동안 우리 몸에는 지용성 노폐물이 쌓이고 간을 통해 대변으로 배출된다. 수용성 노폐물은 신장을 통해 소변으로 빠져나간다. 즉, 간은 화학공장이자 혈액을 깨끗하게 해주는 정수기 필터와 같은 역할을 하는 정화시설이다.

간이 보내는 메시지

간은 침묵의 장기다. 70% 이상 손상되어도 자각증상이 없기 때문에 간의 건강 상태를 알아채기가 어렵다. 그렇기 때문에 평소 간이 보내는 여러 가지 신호에 대해서 귀를 기울여야 한다.

우선 간이 보내는 위험 신호는 우리 몸에서 다양하게 나타난다. 피부에 점이나, 쥐젖, 여드름이 생기고, 윗배가 불쾌하거나 통증이 있을 수도 있다. 또 배에 가스가 자주 차고 소화가 되지 않거나 멍이 자주 생기고 다리가 자주 붓는 증상도 있다. 흔히 간 기능과 피부 트러블은 상관이 없다고 생각할 수도 있다. 그러나 사실은 간의 해독기능과 연관성이 있다. 간 기능이 떨어지면 지용성 독소가 몸 구석구석 쌓이면서 질병이 발생한다. 혈액 속의 적혈구는 120일 정도 지나면 수명을 다하고 혈중 지방과 콜레스테롤 또는 기타 노폐물 등과 어울려 어혈(瘀血)이 생성된다.

사용했던 피가 해독되지 못하면 적혈구가 파괴된다. 혈액 속의 적혈구는 120일 동안 산소, 철분 등 영양소를 공급한다. 그러나 스트레스, 잦은 음주, 인스턴트식품 섭취 등으로 적혈구가 빨리 파괴된다. 파괴된 적혈구는 지방, 노폐물과 뭉쳐 어혈을 만들게 된다. 이 어혈들이 담낭과 췌장을 자극하면 피부 트러블, 점, 검버섯, 쥐젖 등이 발생한다.

두 번째 증상으로 윗배가 불쾌하거나 통증이 있을 수 있다. 명치 오른쪽이 불편하거나 뻐근한 증상도 생긴다. 때로는 옆구리 담에 자주 걸리기도 한다. 간을 진료하는 곳은 보통 소화기내과다. 소화기 장기 중의 하나가 간이기 때문이다. 간에서 분비하는 소화 효소는 음식물을 분해한다. 만약 간에 문제가 생기면 위장 근육이 긴장하게 된다. 간의 소화 효소 분비가 떨어지는 경우 구토, 입 냄새, 식욕감퇴, 잇몸 출혈 등의 증상이 드러난다. 평소 양치를 해도 입 냄새가 심하다면 간의 건강을 의심해봐야 한다.

세 번째로 간세포에 지방이 과도하게 쌓이는 지방간의 경우 간세포 기능이 저하되어 피로와 소화불량과 같은 간 기능장애 증상이 나타날 수 있다. 지방간은 간세포 속에 지방이 과도하게 축적되는 질환으로 정상적인 지방대사가 이루어지지 못해 지방이 전체 간 무게의 5% 이상을 차지하는 병이다. 40대 이상 성인 남성 가운데 30%가 지방간이며, 여성의 경우도 15%나 된다는 통계가 있을 정도로 흔한 병이다. 축적된 지방은 대부분 중성지방으로 독성이 없어 간세포를 직접 파괴하지는 않는다. 하지만 간세포 속 지방덩어리가 커지면 간세포의 기능이 저하된다. 과다 축적된 지방이 간세포 활동을 가로막기 때문이다.

네 번째로 배에 가스가 자주 차고 소화가 되지 않는 것도 간이 보내는 신호일 수 있다. 콜레스테롤 등의 지용성 노폐물은 간을 통해 대변으로 배출된다. 요산, 요소, 인산칼슘, 수산칼슘 등의 수용성 노폐물은 신장을 통해 소변으로 빠져나간다. 그런데 간의 건강이 나빠지면 간에서 소화효소를 과도하게 분비하거나 반대로 적게 분비하게 된다. 과도하게 분비하는 경우 가스가 많이 배출되고 적게 분비하면 변비나 소화불량이 찾아온다. 대소변의 색이 진해지거나 소변색이 붉은 색이 되는 것이 바로 이런 경우다.

　간 기능이 저하되면 나타나는 마지막 증상은 멍이 잘 들거나 다리가 자주 붓는 것이다. 간이 해독 물질을 배출하지 못하면 많은 대사가 소모된다. 혈구세포 안에 있는 혈소판, 적혈구, 백혈구가 과다하게 소모된다. 그러다보면 혈액 내에 탁한 물질들이 차곡차곡 쌓인다. 신장이 나빠서 붓는 것과 간이 나빠서 붓는 것은 다르다. 전체적으로도 붓지만 아래쪽에서부터 붓기 시작한다. 혈독이 분해되어 배출돼야 하지만 몸에서 고이기 때문에 찌꺼기 피와 혈중 콜레스테롤이 뭉쳐 피 덩어리가 발생한다. 몸 전체가 붓는 것은 신진대사가 제대로 이루어지지 않아서 발생하는 것이지만, 간 질환으로 인해 붓는 현상은 몸의 밑에서부터 차곡차곡 쌓인다. 그래서 다리부터 부어오른다. 혈액이 모아온 해독 물질을 간에서 처리하지 못하면 결국 신장에 무리가 온다. 신장이 무리가 오면 말단 혈관부터 좁아져 찌꺼기가 고인다.

만성간염으로 시작한다

간경변증은 간이 마치 고무타이어처럼 단단하게 굳는 병이다. 대부분의 사람들은 알코올성 간경변증을 생각하기 쉽지만, 우리나라 사람들에게 가장 많이 나타나는 간경변증은 만성간염이 오래되어 발생하는 괴사후성 간경변증이다. 지방간이나 간염은 정상으로 회복할 수 있지만 간경변증은 간세포가 괴사되면서 섬유화 변성을 일으켜 간이 굳어버리기 때문에 정상으로 복원될 수 없다. 바로 이게 문제다. 간의 일부가 섬유화로 딱딱하게 변하면 문맥 혈류가 간으로 원활히 유입되지 못해 혈액의 양이 줄어든다. 결국 혈액 순환이 원활하지 않아 문맥의 압력이 상승해 문맥압 항진증이 나타나고, 이 때문에 간성뇌증, 정맥류 출혈 등의 합병증이 나타난다. 이런 합병증이 반복되면 치료 방법은 간이식이 유일하다.

간경변증이 위험한 이유는 전조증상이 없다는 데 있다. 간경변증의 초기에는 증상이 거의 나타나지 않는다. 간은 15~20%만 있어도 생존에 필요한 최소한의 필요 대사 작용을 하는 장기이다. 그래서 대부분의 사람들은 간경변증이 한참 진행될 때까지 증상을 느끼기 어렵다. 하지만 간경변증이 진행되면 전신 쇠약, 근육 쇠퇴, 체중 감소가 나타난다. 또 복부 팽만감, 잦은 출혈(양치 시 출혈 또는 코피)과 멍, 관절통, 오한이 동반되지 않는 미열, 황달, 부종 등을 호소하기도 한다.

간경변증은 한번 발생하면 진행 과정에서 여러 가지 합병증이 생길 수 있다. 간이 제 기능을 하지 못해 몸속의 노폐물을 제대로 걸러주지 못하면 여러 가지 독성물질이 생긴다. 이 독성물질은 정신신경학적 문제를 일으켜 인격이 변하거나 간성뇌증에 의한 의식저하, 혼수상태 등이 나타날 수 있다. 또 딱딱해진 간 조직에 의해 문맥압(門脈壓, Portal blood pressure)이 심해져 식도정맥류가 생기거나 정맥류의 파열로 토혈, 혈변 등을 볼 수 있다. 특히 간경변증이 무서운 이유는 간암의 발생을 높인다는 데 있다. 간경변증 환자의 약 30~50%가 간암으로 발전한다는 보고가 있으니 말이다.

간경변증을 유발하는 원인은 무엇일까? 우선 우리나라 간경변증 환자의 주요 원인은 만성 B형 간염, 알코올성 간경변, C형 간염 순이다. 만성 간염은 바이러스성 간염이 주된 원인이며 간 세포내 염증과 조직 손상이 반복되면서 만성 B형 간염의 5~10%, 만성 C형 간염의 10~15%는 간경변증으로 발전한다.

과음으로 인한 알코올성 지방간도 원인 중 하나다. 알코올은 간에서 아세트알데하이드(Acetaldehyde)와 같은 독성 물질로 변환되어 바이러스성 간염과 마찬가지로 간에 염증과 조직 손상을 유발해 간의 섬유화를 진행시킨다.

비알코올성 지방간은 음주 요인 외에 지방 과다로 인해 간에 지방이 축적되면서 생긴다.

또 가족들 중에 간암 환자가 있다면 조심해야 할 필요가 있다. 통상 가족 중 간암 환자가 발생할 경우 그렇지 않은 사람에 비해 간암에 걸릴 확률이 3배 이상 높아진다. 또 간암 발병 시기도 5년가량 빠르다. 고려대학교와 미국의 한 암센터가 한국인과 서양인의 간암 환자를 비교 분석한 결과 한국인은 서양인에 비해 간경변증으로 인한 간암 발생률이 2.5배 높으며 B형 간염으로 인한 간암도 2배나 높다고 밝혔다. 특히 간경변증은 서양인에게는 29%인 반면, 한국인 간암 환자들은 72%를 차지해 한국인의 간암 발병의 주요 원인으로 밝혀졌다.

합병증도 조심해야 한다. 한의학에서는 간장혈이라고 표현한다. 앞서 간을 화학공장에 비유했다. 간이라는 화학공장을 거친 깨끗한 혈액은 온몸으로 순환되기 전 간에 저장된다. 그런데 간의 해독기능이 떨어지면 청정한 혈액이 아니라 탁한 혈액이 온 몸으로 전달된다. 해독되지 못한 물질들이 몸속에 점점 더 많아지면 면역체계에도 오작동이 일어나 자가면역질환이 발생하기도 한다. 더 심각한 것은 총 혈류량의 20%에 해당하는 뇌로 공급되는 혈액이 오염된다는 점이다. 이 혈액이 제대로 정화되지 못하면 중풍, 치매 등의 뇌혈관 질환의 발병 위험도 높아질 수 있다.

간으로 기운을 몰고 가는 '혈자리 지압법'

혈자리만 잘 눌러도 간의 움직임이 활발해진다. 간으로 기운을 몰고 가는 혈자리 지압법이 있다. 우선 '기문혈'(箕門穴)이라는 이름의 혈자리를 찾아보자. 기문혈은 간과 비를 소통하고 조절해 기의 운행을 다스리고 혈이 잘 도는 혈자리다. 위치는 사람마다 다르지만 대개 겨드랑이와 갈비뼈 끝단을 연결하는 선이 있는데 이 선의 가운데보다 앞쪽, 쉽게 말하면 갈비뼈가 앞쪽에 약간 튀어나온 곳이다. 이 자리를 눌렀을 때 통증이 느껴진다면 간 기능에 문제가 있거나 평소 잦은 음주와 스트레스 등으로 간이 부어있기 때문일 수 있다.

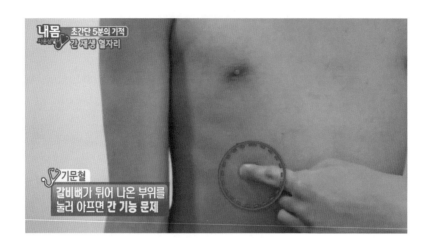

이 '기문혈'에 통증이 있다면 다음 세 곳(족삼리, 양릉천, 태충)의 혈자리에 지압을 해주면 도움이 된다. 지압은 살짝 아플 정도의 강도로 5~7초 정도의 간격으로 눌러준다. 보통 한 혈당 5회 정도 반복하면 된다.

족삼리(足三里)

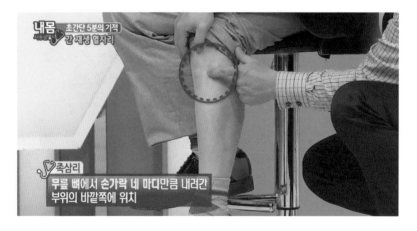

소화기에 사용하는 혈자리로 위와 대장의 기능을 조절하는 혈자리. 무릎 뼈에서 손가락 네 마디만큼 내려간 부위의 바깥쪽에 위치하고 있다. 옴폭 들어간 부위 여기를 눌러서 많이 아프면 해독이 잘 안된다고 보면 된다.

양릉천(陽陵泉)

바깥쪽 무릎 뼈 바로 아래 뼈와 뼈가 만나는 움푹 들어간 자리로 간을 편안하게 해주고 울혈을 풀어주며 기를 운행하는 혈자리다. 양기가 샘솟는 자리로 두 곳 중 한 곳을 눌러 통증이 있으면 간의 해독이 잘 되지 않아 독소가 많이 끼어있다고 보면 된다.

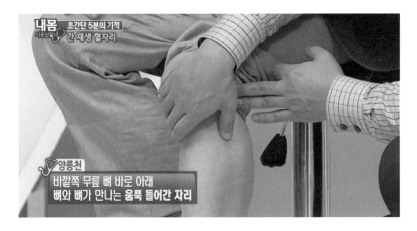

태충(太衝)

엄지발가락과 검지 발가락 사이의 오목한 부위. 간 기능을 활성화 시키고 혈액순환에 좋은 혈자리로 눌러서 많이 아프면 간이 안 좋거나 간염의 시초점에 있다고 보면 된다.

간을 해독하는 음식

간암에 좋은 벌나무

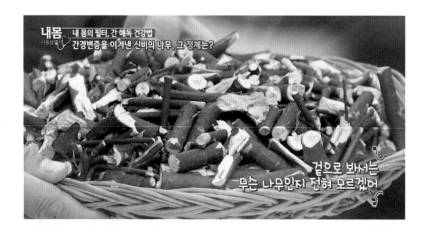

벌나무는 단풍나무과에 속하며 국내의 고산 지대에 분포하고 있다. 산겨릅나무, 봉목, 산청목으로도 불린다. 직장인이라면 과도한 음주와 과중한 업무로 인한 스트레스를 겪는데, 이런 생활이야말로 간을 괴롭히는 주범이다. 망가진 간을 회복하는 데 탁월한 효능을 발휘하는 것이 바로 벌나무이다.

중국의 약방과 약재를 집대성한 고서 '중화본초'를 보면 벌나무는 염증이나 종기 치료에 효과가 있다고 기록되어 있다. 특히 간에 쌓인 독을 해독해 간세포를 살리는 효능이 있고 이뇨작용을 도와 신장염 치료에도 효과가 있다. 흔히 간에 좋은 약초로 헛개나무를 떠올린다. 본초강목에서도 헛개나무가 숙취와 주독을 해독한다고 기록하고 있다. 실제로 혈중 알코올 농도를 낮추고 간수치를 낮춰주는 등의 간 기능 개선과 해독에 좋은 약초로 알려져 있다. 하지만 벌나무는 헛개나무와 다른 특성을 가지고 있다. 벌나무는 간에 쌓이는 노폐물과 독소를 해독하는 능력과 간세포 재생 능력이 각각 50%인 반면, 헛개나무는 해독 작용이 70%로 간세포가 재생되는 시간을 벌어주는 차이가 있다.

벌나무는 맛이 담백하고 약성이 따뜻한 청혈제다. 간의 온도를 정상으로 회복시켜주고 수분 배설이 잘 되게 해주기 때문에 간에 관련된 여러 난치병 치료에 약으로 쓰인다.

2013년 한국식품영양과학회지에 따르면 실험용 쥐에 벌나무 추출물을 투여한 결과 혈중 알코올 농도가 낮아졌다는 보고가 있다. 벌나무 추출물은 플라보노이드 성분이 함유되어 있어 간을 보호하고 간세포를 재생시킨다. 플라보노이드는 강력한 항산화제로 세포 DNA와 세포막의 산화를 억제한다. 활성 산소에 의한 단백질의 손상을 막고 혈관 손상을 보호한다. 또 암세포의 증식을 억제해 발암물질을 불활성화시켜 암을 예방하는 효과가 있다. 또한 한국식품과학회지 논문에 따르면 벌나무는 간암세포 성장 억제에도 뛰어나다. 벌나무 추출물은 항산화성과 항지질 과산화 활성이 뛰어나 위암, 간암, 폐암, 유방암 세포 등에서 암세포 생육 억제 효과가 있다. 또 폴리페놀과 플라보노이드의 함량이 높아 독성물질의 간세포 파괴를 억제하고 간섬유화와 간암의 진행을 유도하는 간성상세포의 활성도를 낮춰 간경변증으로의 악화를 줄여준다.

＊벌나무 식초 만드는 방법

① 누룩과 쌀의 비율을 50:50으로 준비한다. 그리고 벌나무 차를 2/3 정도, 벌나무 수액은 있으면 넣고 없으면 안 넣어도 된다.

② 먼저 벌나무를 진하게 우린 물이나 벌나무 잎을 짓찧어서 준비한다.

③ 12~13도 정도 되는 청주를 벌나무 차와 1:1의 비율로 넣는다.

④ 전체량의 30% 정도 종초를 넣는다.

ex) 청주 700㎖ + 벌나무차 700㎖ = 1.4리터

　　1.4리터의 30%인 420㎖의 종초를 부어준다.

⑤ 공기가 통하는 천으로 입구를 막고 25~35도 사이의 온도로 30일간 발효시킨다.

※ 발효가 된 식초는 한번 걸러서 섭취해도 되고, 3개월간 숙성시켜 먹으면 더 좋다.

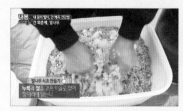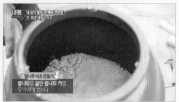

＊벌나무 효소 만드는 방법

① 벌나무와 설탕을 1:1 비율로 용기에 담는다.

② 처음 넣었던 벌나무의 절반 정도 양의 벌나무 차를 만든다.

③ 끓인 벌나무 차를 넣고 28~30℃ 온도에서 3개월간 숙성시킨다.

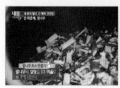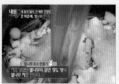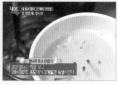

천연 간 영양제 '감태'

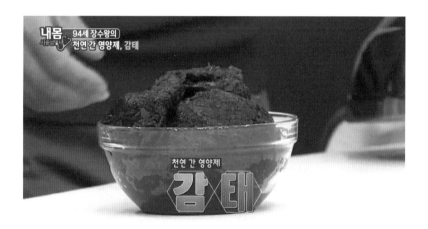

녹조류에 속하는 '감태'는 간 기능을 활성화
시켜주는 최고의 천연 간 영양제다. 정식 이름
은 녹조식물 갈파래 과에 속하는 해조류인 가
시파래다. 쌉싸름하면서도 단맛이 난다고 해
서 감태라는 이름으로 불리고 있다. 감태는 겨
울에 가장 왕성하게 자라며 여름철에는 녹아
없어진다.

TIP 식품별 베타카로틴 함량
(마른 것 100g당 / 단위 μg)

곰피	18
다시마	576
감태(가시파래)	2070

감태에는 아미노산이 풍부하고 그 중에서도 아스파라긴이 많다. 아스파라긴은 에너지대사를 촉진해 피로 해소에 효과가 있고 특히 간에서 알코올을 분해하는 기능을 하는 효소의 생성을 도와준다. 그런데 감태에는 간의 건강에 좋은 특별한 물질이 많이 포함되어 있다. 바로 노화를 막아주는 항산화 물질인 '베타카로틴'이다. 베타카로틴은 인간의 간 조직에서 과산화지질과 염증유발 효소의 발생을 현저하게 억제시켜 간염 등의 간질환 예방에 도움이 된다. 우리 체내에서 비타민A로 바뀌는 베타카로틴은 세포막이나 유전자를 해치는 활성산소를 제거하며, 암 억제 유전자의 발현을 촉진하는 항산화물질로 유명하다. 감태의 베타카로틴 함량은 다른 해조류에 비해 월등히 높았다. 흔히 베타카로틴의 보고라고 불리는 당근보다 2배 이상 높은 수치다.

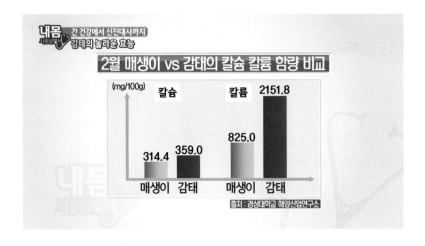

한 가지 주의점이 있다. 감태는 물에 데치는 시간이 길어지면 길어질수록 비타민C와 베타카로틴의 함량이 점차 감소한다. 즉 가열 조리 과정에 의해 성분 저하가 나타나는 것이다. 따라서 열을 가하지 않는 감태 김치는 영양소 손실을 최소화해 흡수율을 높이는 좋은 방법이다.

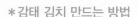
*감태 김치 만드는 방법

① 감태를 민물에 깨끗이 씻은 다음 송송 썰어둔다.

② 그런 다음 쪽파와 고추, 다진 마늘, 생강, 소금을 넣어 손으로 치듯
   이 감태를 버무려준다. 그래야 감태가 부드러워진다.

③ 그런 다음 하루만 숙성시켜서 먹으면 된다.

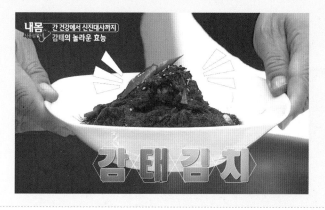

간해독왕 우슬

산행을 다녀오면 가끔 가시 모양의 씨앗들이 옷에 붙은 경험을 한다. 그것이 바로 우슬의 열매다. 우슬은 줄기 모양이 마치 소의 무릎처럼 생겼다고 해서 '쇠무릎지기'라고도 불린다. 우슬은 혈액 순환을 촉진시키고 어혈을 없애주는 효능이 있다. 어혈 중에서도 우슬은 고형 형태의 어혈을 없애준다. 상처를 받은 피는 혈관을 떠돌아다니다가 간이나 관절 등에 혈떡(멍혈떡)으로 찌들어 붙게 된다. 이것이 바로 고형 형태의 어

혈이다. 우슬은 혈액을 따뜻하게 해 혈떡을 제거하고 혈액순환을 돕는다. 그래서 간 기능 개선에 도움을 주는 것이다.

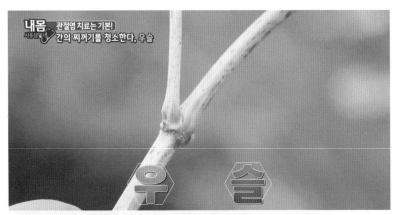

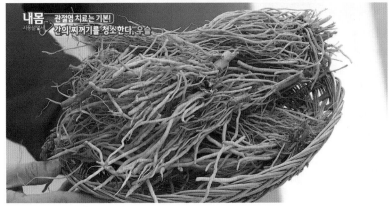

또 우슬 추출물이 간암발생 물질을 억제하는 효과도 있다는 연구 결과가 있다. 간에는 씨토크롬(Cytochrome) P450이란 효소가 있는데, 이것은 간암, 간염 등을 유발할 수 있는 다양한 간 독성물질들이 간세포에 손상을 주도록 거드는 역할을 한다. 그런데 우슬 추출물이 바로 이 간암발생을 돕는 나쁜 효소를 억제하는 효과가 있다. 이것이 간세포에 대해

항염증, 항암효과를 주는 것이다.

그렇다면 간에 좋은 우슬은 어떻게 섭취하는 것이 좋을까?

우슬에는 폴리페놀이 많이 포함되어 있다. 폴리페놀은 항산화 작용으로 노화를 억제하고, 동맥경화 예방, 혈전 예방, 살균 효과 등에 좋은 성분으로 알려져 있다. 대부분 뿌리를 약으로 사용하는데 뿌리는 14.54mg/g 잎은 66.42mg/g 종자는 90.12mg/g정도의 폴리페놀 화합물이 들어있다. 우슬에는 쑥이나 상추, 갈근보다도 폴리페놀 화합물 함량이 약 2배 이상 많이 함유된 것으로 분석되었다. 단, 주의할 점이 있다. 우슬은 뼈를 튼튼하게 하고 조혈기능이 있어 만성 통증질환의 치료와 예방에 모두 좋은 약제지만 어혈을 제거하는 효능이 있는 만큼 생리를 하거나 임산부들은 유산될 수 있으니 삼가야 한다. 일반적으로 차로 마실 때는 우슬 30g을 물 2리터 정도에 달여 하루 2~3회 마시면 좋다.

*우슬 식혜 만드는 법

① 우슬이 우러나도록 뿌리를 10시간 이상 삶는다.

② 그 물로 고두밥을 짓는다. (설탕은 밥 할 때 넣거나 아니면 나중에)

③ 엿질금에 우슬 삶은 물을 부어 10분 정도 우린 다음 주무른다.

④ 밥솥에 부어 보온으로 7시간 정도 지나면 식혜가 된다.

⑤ 여기에 누룩을 넣으면 감주가 되고 넣지 않으면 식혜가 된다.

궁극의 간 해독제 '홍합'

홍합은 참담치, 담치, 섭조개, 합자, 열합 등의 다양한 이름으로 불린다. 홍합은 조갯살이 붉다 해서 붙은 이름이다. 홍합에는 간 기능을 회

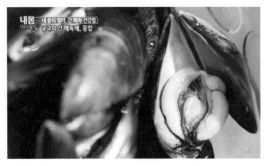

TIP 홍합의 타우린 함량	
(단위 mg)	
생 홍합	974
건 홍합	2111

복시켜주는 성분 삼총사가 있는데 바로 타우
린, 베타인, 아르기닌 성분이다. 베타인 성분
은 간 해독 작용과 간에서 지방의 축적을 억제
하고 간세포의 신생을 촉진하며 혈압을 내려주는 데 효과적이다. 아르
기닌 성분은 필수아미노산으로 체내 독소 분해 효과 때문에 숙취해소
성분으로 쓰인다. 간에서는 체내 독소를 제거하기 위한 요소의 합성과
정이 일어나고 이때 아르기닌이 요소로 분해된다. 마지막 세 번째 성분
은 타우린이다. 타우린은 담즙과 담즙산 분비를 촉진해 간을 해독하는
기능이 있으며 지방의 소화 흡수를 돕고 비타민 흡수를 증가시켜 독성
물질에 의한 간 손상을 예방하는 데 효과가 뛰어나다. 이 세 가지 성분
중에서 간을 위해 특히 주목할 성분은 바로 타우린이다. 어패류에 많이
함유되어 있는 성분 가운데 하나인 타우린은 아미노산의 일종으로 유황
이 들어 있어서 함유 아미노산이라고도 불린다. 타우린은 혈중 콜레스
테롤을 낮춰주는 역할을 한다. 간에서 십이지장으로 분비되는 담즙은
지방질의 소화와 흡수에 영향을 주는데 담즙의 주성분이 담즙산이다.
담즙산은 제 역할을 끝내면 일부는 변과 함께 몸 밖으로 배설되지만, 대
부분 재흡수되어 간으로 되돌아와 재이용된다. 담즙산은 간에서 혈중

콜레스테롤을 원료로 합성되는데, 그 합성을 조절하는 것이 바로 타우린이다. 간에 타우린이 많으면 혈중 콜레스테롤에서 담즙산으로 합성되는 양도 많아진다. 결과적으로 타우린이 혈중 콜레스테롤도 낮춰주고, 혈액순환도 원활하게 해주는 것이다.

홍합은 생으로 먹는 것보다 삶아서 말렸을 때 타우린의 함량이 2배 이상 증가한다. 타우린은 220도 이상의 고열에 끓여도 손실이 상당히 적다. 또 물에 녹는 수용성이기 때문에 육수로 끓여도 손실이 거의 없어 육수로도 활용하면 좋다.

미역국의 재료로도 좋다. 홍합과 무는 환상의 궁합을 자랑하는데 함께 조리하면 무가 홍합의 비린 맛을 잡아준다.

*홍합 말리기

① 생 홍합 2~3kg 양을 삶은 다음 햇볕에 4~5일 정도 말린다.

② 바로 먹을 것들은 상온에 두고 먹으면 되고, 오래 두고 먹을 것들은 냉장고에 보관해야 한다.

※홍합을 한번 말리면 7~8일 동안 상하지 않고 먹을 수 있다.

large intestine

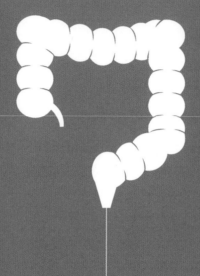

1억 개의 장신경이 모여 있어 제2의 '뇌'라고 부를 정도로 민감한 대장. 대장이 불편하면 우리의 삶의 질은 떨어질 수밖에 없다. 우리의 삶의 질을 낮추는 과민 성대장증후군부터 만성변비에서 탈출할 비법을 공개한다. 쾌변을 부르는 장 마사지와, 장 건강에 좋은 궁극의 식품 정보에 귀기울여보자.

Chapter **3**

대장 ▶

대장은
'제2의 뇌'

　신경은 뇌와 우리 몸을 연결하는 정보의 길이다. 뇌에는 약 1,000억 개에 달하는 신경세포가 있다. 그리고 위장, 소장, 직장 등의 장에는 약 1억 개의 장신경이 관여할 정도로 신경세포가 몰려있어 장을 '제2의 뇌'라고 말하기도 한다. 장을 지배하는 신경은 자율신경으로 이 중에서 장의 운동을 촉진하는 신경은 부교감신경이며, 심신이 이완되어 있을 때 활발히 작용한다. 마음을 다스리는 것이 소화나 배변활동을 촉진하는 데 중요한 이유가 바로 이것이다. 충분한 수면을 취하는 것 역시 매우 중요하다. 왜냐하면 수면부족은 자율신경의 균형을 깨뜨리고 결국 소화기능 저하나 배변장애를 초래하기 때문이다.

실제로 장과 뇌는 밀접한 관련을 가지고 있어 우울증 치료제를 과민성 대장증후군에 사용하기도 한다. 신경 전달 물질인 세로토닌은 장의 연동운동과 반사운동에 관련이 있고 70~80%가 장에서 만들어지는 물질로 장운동과 더불어 폭식, 거식증, 우울, 불안장애와도 연관이 있다.

이처럼 대장의 활동의 핵심인 배변이 제대로 이루어지지 않는 사람들은 겪어보지 않으면 모를 극심한 고통의 시간을 보낸다. 배변을 제대로 하지 못해 여행을 가지 못하는 여성 환자부터, 배변 신호만 오면 책상 밑으로 들어가 땀을 뻘뻘 흘리는 소아 변비의 경우까지 변비는 큰 고통을 안겨준다.

변 모양이 알려주는 대장의 상태

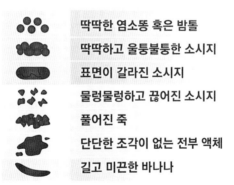

변은 우리에게 많은 정보를 준다. 내가 눈 변 모양을 살피는 것이야말로 가장 간단하면서도 비용이 한 푼 들지 않는 자가진단법이다. 우선 변을 체크할 때는 모양, 굵기, 색깔, 단단한 정도에 주목해야 한다. 딱딱한 염소똥이나 혹은 밤톨 모양이라면 주의를 기울여야 한다. 이런 상태를 개선하지 않고 오래 둔다면 곧 변비가 될 가능성이 높다. 일단 딱딱하기 때문에 배변이 매우 힘들고 때로는 항문이 찢어지는 듯한 고통도 있다. 가장 대표적인 원인은 먹는 양이 적고 수분 섭취가 충분히 이루어지지 않기 때문이다. 적게 먹기 때문에 변을 만들 재료가 없어 변의 크기는 작다. 그리고 수분이 없기 때문에 뭉쳐지지 않고 마르고 딱딱하다. 이 경우 일시적인 현상이라면 먹는 양을 늘려주고 식이섬유와 수분을 충분하게 보충해주면 완화된다. 하지만 그래도 호전되지 않는다면 치열이 있는 게 아닌지 의심해봐야 한다. 치열은 말 그대로 항문이 찢어지는 항문질환으로 배변 시 통증이 심하기 때문에 화장실 가는 것이 두려워 자연스레 먹는 것을 꺼리게 된다. 또 직장류라는 질환도 있다. 이 경우에도 만성변비가 유발된다.

딱딱하고 울퉁불퉁한 소시지 모양도 변비가 되기 쉬운 유형이다. 몸에 수분과 식이 섬유가 더 필요하다는 신호이므로 수시로 수분을 보충해주면 좋다. 표면이 갈라진 소시지 모양의 변은 큰 문제는 없지만 그래도 수분을 보충해주는 것이 좋다.

물렁물렁하고 끊어진 소시지 모양이나 설사와 된똥의 중간 상태는 대장이 수분을 충분히 흡수하지 못해 나타나는 현상이다. 풀어진 죽 형태의 대변은 심각한 상태로 배를 차갑게 한다거나 과음, 폭식 등 갑작스럽게 장의 환경이 바뀔 경우 장이 수분을 흡수하지 못해 생기는 현상이다. 물렁물렁하고 끊어진 소시지 형태의 대변은 대장이나 항문이 좁아진 경우일 수 있지만 가늘기까지 하면 암을 의심해볼 수 있다. 두 가지 대변의 형태 모두 주의를 요한다. 염증성 장질환인 크론병이나 궤양성대장염이 이런 증

상을 보인다. 두 질환은 모두 20~30대의 젊은 층에 많이 발생하고 대장
암만큼 무서운 질환이기 때문에 무엇보다 조기 진단이 중요하다.

배변 습관의 중요성

과민성대장증후군

과민성대장증후군은 구조적 또는 생화학적 이상도 없이 복통이나 배
변 습관의 변화 등 다양한 소화기계 증상이 만성적이고 반복적으로 지
속되는 질환이다. 모든 소화기계 질환 중 가장 흔한 질환으로 미국의 경
우 전체 인구의 15%가 앓고 있다. 40대 이하에서 많이 발생하며 식습관
이나 장 감각 이상, 심리적 요인이 원인으로 알려져 있다.

배변 습관에서 중요한 것은 참지 않는 것이다. 신호가 왔을 때 변을 보
지 않고 뒤로 미루면 변이 더 딱딱해져 더 힘들어진다. 이런 현상이 반복
되면 배변 스트레스를 가지게 되고 배변 시 과도한 긴장으로 배변활동이
방해를 받는다. 다만 배변 시간을 줄일 필요는 있다. 잔변감으로 오래 앉
아있을 경우 직장 점막의 하강으로 잔변감이 더 심해지기 때문이다.

변의 색깔 역시 중요하다. 변의 색깔에서 유의해서 볼 것은 피가 섞
여 나온다거나 자장면처럼 검은색 똥을 누는 경우다. 자장면처럼 검붉
은 변은 상부위장관출혈 즉, 위궤양이나 식도정맥류 등의 질환을 암시
하기 때문에 위내시경 검사가 필수적이다. 하지만 변에 피가 섞여 나오
는 경우 색깔만으로 자가 진단하는 것은 대단히 위험하다. 암적색이면
암을 의심하고, 선홍색이면 치질이라고 생각하는 사람들이 있지만 전문

가들도 구분하기 어려운 경우가 많다.

어쨌든 대변에 피가 섞여 나온다면 그것은 위험하다. 물론 그렇다고 해서 모든 것이 대장암과 같은 무서운 질병을 의미하지는 않는다. 모든 대장암 환자들에게 혈변 증상이 있는 것은 아니며 혈변이 있더라도 현미경으로 겨우 관찰되는 잠혈인 경우가 많다. 흔히 배변 직후 대변과 함께 묻어나오는 선홍색 혈변은 대장암의 증거라기보다는 대부분 치질이나 변비로 인한 치열에서 비롯되는 경우가 많다. 다만 적은 확률일지라도 암의 가능성은 있는 만큼 의사의 진찰을 받아야 한다.

마지막으로 대변이 물에 뜨는 경우를 알아보자. 대변이 물에 뜬다면 대개 설사일 가능성이 크다. 그리고 고지방식으로 인한 일시적인 현상이거나 췌장이나 담낭의 소화 기능이 떨어지면 나타날 수 있다. 만약 일시적이 아니라면 만성 췌장염, 흡수 불량 등을 의심해볼 수 있다. 그러나 대변의 뜨고 가라앉는 것은 중요하지 않다. 더 중요한 것은 일정한 시간, 일정한 양, 일정한 모양인가가 중요하다. 배변 습관과 대변의 모양이 평소와 다르다면 몸의 이상신호로 받아들이고 지속적인 관심을 가져야 한다.

정력 감퇴의 신호?

변비 때문에 시원한 배변활동을 못하는 환자들의 경우 대변의 굵기가 가늘어지면 불안감을 느끼기도 한다. 하지만 그것은 몸의 노화가 오면서 찾아오는 자연스러운 현상과 같다. 나이가 들고 식사량이 줄어들면 대변의 양도 당연히 줄어든다. 그러나 소화 기능의 약화도 의심해볼 수 있다. 나이가 들면 근력이 떨어지고 팔다리 힘이 빠지지만 장의 힘도 빠진다. 왜냐하면 장도 근육이기 때문이다. 변을 보는 순간 힘을 충분히 줄 수 없거나 괄약근에 힘이 잘 들어가지 않을 경우 노인성 변비 증상이 나타난다.

요도를 통해서 이루어지는 배뇨와 사정 기능은 모두 자율신경계의 통제를 받는다. 즉 척수에서 비롯된 교감신경과 부교감신경이 배뇨와 사정을 조절한다는 뜻이다. 이 자율신경은 배뇨와 사정만 조절할 뿐 아니라, 음경의 발기와 배변에도 관여한다. 따라서 부교감신경이 약하거나 손상을 받게 되면 방광 근육의 수축이 원활하지 않게 되어 오줌 줄기가 약해지거나 가늘어진다. 이는 음경의 발기력에도 영향을 미쳐 발기 장애가 발생할 수 있게 된다. 척수 손상이나 당뇨합병증으로 부교감신경이 손상돼 배뇨나 발기, 배변 기능이 순조롭지 않은 것이 그 대표적인 사례다. 이처럼 남성의 발기 기능은 배뇨 기능과 신경 해부학적으로 밀접한 관계에 놓여 있어서, 중년 이후의 남성들은 오줌 줄기의 힘으로 정력을 평가한다. 노화 현상으로 신경기능이 약해지면 배뇨 기능뿐 아니라 발기 기능도 함께 떨어지므로 오줌 줄기가 가늘어지면 정력 또한 약해지는 것은 사실이다.

나이가 들수록 위장 기능은 더 떨어지므로 위장에 해로운 음식(육류, 밀가루 음식, 튀김류)과 지나치게 찬 음식(과다한 생과일 생채소)의 섭취를 줄이는 것이 좋다. 규칙적인 식사로 장 운동의 저하를 이겨내는 것이 좋고, 걷기 운동 역시 장 운동에 도움이 된다. 또한 수분의 보충도 아주 중요하다.

변비의 원인은?

변비의 원인을 알기위해서는 먼저 대변의 생성 과정을 아는 것이 중요하다. 우리가 섭취한 음식물은 식도, 위장, 소장, 대장, 직장, 항문을 거쳐 몸 밖으로 빠져 나간다. 위와 소장은 영양분을 소화하고 흡수한다. 대장은 수분을 흡수한다. 이때 대변의 형태가 된다. 변은 직장에 저장되는데, 배변 신호는 변이 직장에 진입하면 느껴진다. 대장은 군데군데 꺾이고 뒤틀린 구조를 가지고 있다. 말랑말랑한 똥은 대장 안을 미끄러지듯이 이동한다. 변의 70%는 수분이고, 나머지 30% 만이 고형 성분이다. 고형 성분은 식이섬유처럼 대장에서 소화되고 흡수되지 않은 음식물 찌꺼기와 장관 내벽에서 벗겨진 상피세포 및 그 잔해인 철, 칼슘, 마그네슘 등이며 인돌, 스카톨, 젖산 등 음식물의 분해 산물로 구성되어 있다. 변에 수분이 적을수록 딱딱해지는데, 대장에 오래 머물수록 수분도 많이 빼앗기게 되어 있어, 변비에 가까운 형태가 되는 것이다. 변비일 때 물을 많이 마실 것을 권유하는 것도 이런 이유다.

변비는 대장의 운동 능력과 밀접한 관계가 있다. 변비에도 몇 가지 종류가 있다. 대장의 운동 능력이 떨어져 변비가 생기기도 하지만, 대장의 운동 능력은 정상인데 변을 누기가 힘들어 변비가 생기기도 한다. 대장 전체의 운동 능력이 감소되어 있는 상태를 일컬어 대장무기력성 변비 또는 이완성 변비라 한다. 이런 변비는 며칠간 배변을 하지 않아도 불편함이 없다. 대장운동이 적어서 배가 아프지 않은 것이 특징이다. 반면 대장의 경련으로 변이 나가지 못하는 상태를 경련성 변비라고 한다.

이런 변비의 대표적인 원인은 스트레스, 불규칙한 식사, 커피, 흡연 등이다. 속이 묵직하고 헛배가 불러온다. 배변 초기에는 단단하고 작은 덩어리가 똑똑 떨어지다가 점차 무르고 가는 변이 나온다.

변비가 우리의 건강을 해치는 이유는 변이 몸속에 오래 머물면서 장 내 세균의 균형을 무너뜨리기 때문이다. 우리의 장에는 대략 100종류, 100조 개의 세균이 있다. 유익균과 유해균 두 가지로 나뉜다. 유익균에는 흔히 아는 비피더스균, 젖산균 등이 있고 나쁜 균으로는 웰치균, 포도규균, 대장균 등이 있다. 이 세균들은 서로 균형을 이루면서 병원균이나 독소, 각종 발암물질, 식품첨가물, 환경 호르몬 물질을 분해하고 무

TIP 만성 변비의 기준

① 배변 횟수가 1주일에 2회 이하

② 대변의 무게가 하루 25g 미만 (바나나 1/4 크기)

③ 배변할 때 힘든 경우가 4번 중 1번

④ 딱딱한 변을 누는 경우가 4번 중 1번

⑤ 잔변감이 있는 경우가 4번 중 1번

※ 다음의 항목 중 2개 이상의 증상이 3개월 이상 지속 될 경우 변비가 있는 것으로 정의한다. 그러나 소개 한 도표를 참고로 자가진단 후 식이섬유 등 변비에 좋은 음식이나 약을 복용하는 것은 매우 위험하다.

독화를 한다. 또 소화와 흡수 등의 인체 대사 작용에 관여하고, 비타민이나 호르몬을 생성하며 면역작용을 활성화하고 자연치유력을 높인다. 그런데 변비가 만성화되면 유해균이 증식한다. 그러다보면 유해균이 우세한 환경이 되어 장내 세균의 균형이 깨질 수 있다. 보통 일반적으로 이상적인 유익균과 유해균의 비율은 25% 대 75%(유익균 30%, 유해균 10%, 중간균 60%)로 본다. 유해균이 우세하면 병을 일으키는 균이 침투해도 물리쳐 건강을 유지할 수 있지만, 유해균이 우세해지면 음식물 찌꺼기의 부패를 유도하고 가스를 생성하며, 변비와 설사를 유도하고, 면역력이 저하되고 병원균 활동을 돕게 되어 결국 각종 질환을 유발한다. 위암, 대장암까지도 유발한다.

변비로 고생하는 사람들은 보통 배변 횟수에 민감한 반응을 보인다. 하지만 배변 횟수보다 복부의 불쾌감이나 잔변감 등의 증상이 변비 진단에 더 의미가 있다. 가령 2~3일에 한번 배변을 하더라도 생활에 지장이 없는 사람이라면 변비라고 할 수 없다. 하루에 1회 반드시 배변을 해야 한다는 생각은 틀린 생각이다. 일주일에 3회 정도 이상이면 문제가 되지 않는다.

차라리 설사가 나을까?

사람마다 변비에 대한 견해가 다르듯 설사도 마찬가지다. 무조건 무른 변을 누는 것이 설사라고 생각하는 사람도 있고, 너무 잦은 배변활동이 설사라고 이야기하는 사람도 있다. 한 마디로 설사는 변에 물기가 너무 많은 것을 말한다. 하루에 여러 번 배변을 했더라도 액체가 아니면 설사라 할 수 없고 횟수는 적더라도 수분이 지나치게 많으면 설사가 맞다. 설사의 원인은 장으로 들어가는 물이 많거나 대장에서 수분 흡수를 전혀 못하기 때문이다. 문제는 소화기관들이 장의 과민성 문제로 장 운동이 불필요하게 격렬해져 제대로 순서를 지키지 못해 단계적으로 영양소가 흡수하지 못하는 데 있다.

장의 염증이나 궤양 등으로 점액의 수분흡수 능력이 떨어졌을 때도 설사가 발생한다. 궤양성 대장염이나 크론병 같은 염증성 장 질환 또는 장결핵 등에서 볼 수 있는 설사다. 어떤 설사는 저절로 멈출 때까지 그대로 둬도 되지만, 어떤 설사는 서둘러 검사하고 치료해야 한다. 나쁜 음식물 섭취로 일시적인 경우는 괜찮지만 만성적으로 계속되거나 만성 설사에 피가 섞이거나 발열, 전신쇠약, 식욕부진, 체중 감소 등이 따를 때는 대장 점막의 병변에 문제가 있는지 대장내시경 검사가 필요하다.

때로는 방귀 냄새 때문에 대장 질환을 걱정하기도 한다. 방귀 냄새는 자신이 섭취한 음식물의 종류와 양에 의해 결정된다. 건강 이상을 의미하는 것은 아니다. 가스의 양이 많거나 밀어내는 힘이 유난히 셀 때, 혹은 같은 양에 같은 힘을 줬다면 배출되는 통로가 좁을수록 소리가 크게 나게 마련이다. 예를 들면 치질로 인해 통로가 부분적으로 막혔을 경우 소리가 더 크게 난다. 특정 항문 질환이 없으면서 방귀 소리가 크다는 것은 직장과 항문이 건강하다는 뜻이라고 보면 된다.

음식만 잘 선택해도 방귀 걱정은 덜 수 있다. 우선 껌이나 사탕은 공기를 자꾸 들이마시게 돼 장내 가스를 증가시키므로 적게 먹는 것이 좋다. 또 탄산음료도 되도록 멀리하는 것이 좋다. 더불어 장에서 분해가 잘 되지 않아 가스를 발생시키는 음식으로는 유제품, 콩, 감자, 양파, 샐러리, 당근, 양배추, 건포도, 바나나, 살구, 자두, 감귤, 사과, 밀가루, 빵 등이 있다.

쾌변을 부르는 궁극의 식품

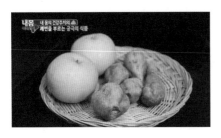

고구마

아침 공복에 한 개씩 먹으면 좋다. 아침에는 위가 밤새 비어 있었기 때문에 아침에 먹게 되면 위와 대장의 반사가 극대화 되어 배변을 하는 데 도움을 주기 때문이다. 포만감까지 주기 때문에 바쁜 아침식사 대용으로도 가능하다.

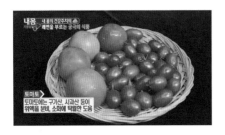

토마토

배변장애는 소화불량과도 연관성이 높다. 토마토 역시 수분 함량과 섬유질 함량이 매우 높고 대장의 운동을 돕는 데 효과적인 식품이다. 또한 토마토의 구연산, 사과산 등의 유기산은 위액을 분비 촉진시켜 소화를 돕는다. 식사와 관계없이 큰 토마토는 1개에서 1개 반. 방울토마토는 15개 정도를 섭취하면 된다. 아침이나 밤에 먹게 되면 산성 때문에 역류성 식도염 환자에게는 좋지 않다. 그래서 점심이 최적의 시간이다. 열을 가하면 흡수가 잘 되어 효능이 좋다고 알려져 있다. 익혀 먹는 경우 스테인리스 조리 기구를 사용토록 권장한다. 토마토산이 알루미늄을 녹여 구토, 설사 등을 유발할 가능성이 있기 때문이다.

다시마와 양배추

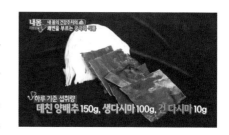

다시마는 식이섬유가 풍부할 뿐 아니라 알긴산이라는 성분을 많이 함유하고 있는데 이것은 변비에 아주 효능이 뛰어나 변비를 완화해준다. 더 나아가 대장암까지 예방하는 효과를 가지고 있다. 동의보감에서도 이렇게 소개되어 있다. "산기(疝氣)를 다스리고 종기를 가라앉히며 혹이 뭉친 것을 다스려서 단단한 것을 연하게 한다."

양배추는 위궤양과 십이지장궤양의 예방과 치료에 효과적인 식품으로 알려져 있다. 식물성 섬유질이 많아 변비를 없애주고 현대인의 산성 체질을 바꾸는 데도 효과적이다. 체내 해독을 돕는 것으로 알려진 설포라판 성분도 풍부하게 함유하고 있다. 이는 위염을 유발하는 고질적 세균인 헬리코박터균을 퇴치한다. 또한 양배추에는 활성산소의 작용을 억제하는 비타민 A와 C가 풍부해 해독의 주요 역할을 한다.

다시마와 양배추는 별도로 먹어도 좋고, 밥반찬으로 먹어도 좋은 식품이다. 말린 다시마 100g당 섬유질은 대략 25~35g 정도 함유되어 있고 생 다시마의 경우 100g당 3g 내외가 들어있다. 갑상선에 문제가 있을 경우 요오드 함량 때문에 주의해야 하는데, 하루 권장량은, 다른 음식을 통해 섭취되는 섬유질의 양이 어느 정도 있을 것을 감안했을 때 말린 다시마는 10g, 생 다시마는 100g 정도 섭취가 적당하다. 양배추는 살짝 데쳐서 150g 정도가 적절하다.

쾌변을 부르는 장 마사지

부부가 해주면 좋은 장 마사지

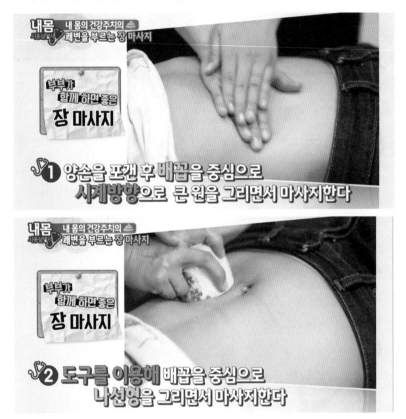

정체된 장은 제대로 운동이 일어나지 않아 더부룩하고 답답한 느낌

을 주게 된다. 장을 마사지하게 되면 장의 운동을 임의로 도와 정체되는 것을 막아주고 운동을 할 수 있게 해 쾌변에도 도움이 된다. 자기 직전에 하되, 시간은 5분 내외가 적당하다.

*준비물 : 컵

　① 배꼽 주변을 컵을 이용해 작은 원을 그리면서 시계방향으로 마사지

　② 배꼽의 밖에서 안쪽으로 원을 크게 그리면서 마사지

　③ 횡격막부터 배꼽 아래쪽으로 쓸어내리기

　④ 배꼽 아래에서 횡격막 쪽으로 쓸어 올리기

집에서 혼자 누워 하면 좋은 장 마사지

아침에 눈 뜨자마자 3~5분 내외로 마사지한다. 아침에 하면 배변활동을 원활하게 해주고, 장 운동 촉진 효과가 있다.

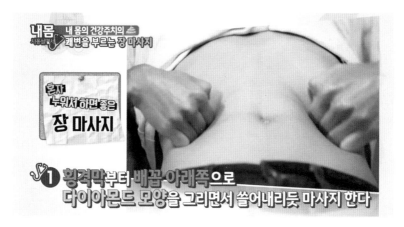

1. 마사지 전 복부를 시계 방향으로 원을 그리면서 릴랙스 시켜준다.

2. 배꼽 주변의 살을 다이아몬드 형태로 올리면서 마사지해준다.

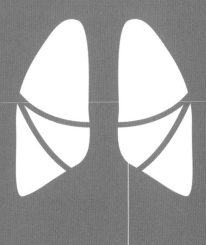

lung

호흡은 생존의 시작이다. 인간이 살아가는 에너지를 얻는 가장 근본이 바로 호흡

인 것이다. 그런데 우리는 호흡의 기본을 무시하고 살기 때문에 각종 폐질환을

앓고 노화도 빨라지고 있다. 알레르기성 비염, 천식, 아토피 등의 각종 폐질환부

터 폐렴, 폐결핵, 폐암 등 우리의 목숨을 위협하는 여러 가지 질병을 막을 수 있

는 비법을 알아봤다. 더불어 박하훈증법과 비단풀 등 폐에 도움이 되는 여러 가

지 운동법, 치료법, 그리고 궁극의 식품 정보도 담았다.

Chapter 4

폐 ▶

무병장수의 시작
'폐'

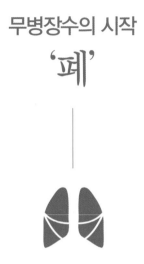

호흡의 경고를 포착하라

우리는 호흡을 하기 때문에 생존한다. 밥은 며칠 굶어도 살 수 있지만 호흡은 잠시만 멈춰도 사망하기 때문이다. 동의보감에서 꼽은 첫 번째 건강의 비결은 바로 호흡법이다. 호흡에는 몸을 건강하게 만드는 좋은 호흡과 병을 부르는 나쁜 호흡이 있다. 또 호흡을 보면 병까지 알 수 있다. 한의학에서는 폐의 기운을 종기(宗氣)라고 부른다. 폐가 인체의 종갓집 역할을 한다는 뜻이다. 종갓집이 가문을 위해 온갖 궂은일을 도맡아 하는 것처럼 일종의 에너지의 원천이라는 뜻으로 현대적으로 면역

기능을 총괄한다고 생각할 수 있다. 따라서 숨만 잘 쉬어도 무병장수 할 수 있다.

사람이 살아있음을 확인하는 바이털 사인의 기본이 바로 호흡이다. 응급실에서 위중한 환자가 도착했을 때 가장 먼저 조치하는 것이 A, B, C다. 즉 A는 기도확보(airway), B는 호흡(breathing), C는 혈액순환(circulation)이다. 일각을 다투는 상황에서도 호흡이 가장 중요하다. 실제로 만성적인 호흡 곤란을 보이는 사람은 그렇지 않은 사람에 비해 사망률이 2.73배나 높다는 연구 결과도 있다.

인간이 살아가는 데 필요한 에너지를 얻는 방법은 크게 두 가지로 볼 수 있다. 하나는 음식으로부터 얻는 에너지고, 다른 한 가지는 코와 피부를 통한 호흡에서 얻어지는 기 에너지다. 좋은 음식을 잘 먹고 잘 소화해야 건강할 수 있듯이, 호흡 역시 건강하고 장수하기 위해서는 매우 중요한 부분일 수밖에 없다.

숨을 잘못 쉬면 우리 몸에서는 가장 먼저 산소 부족이 일어난다. 산소는 우리 몸의 에너지를 만드는 데 가장 필요한 요건으로 산소 부족은 질병의 원인이자 노화의 지름길이다.

산소가 부족하면 폐는 다른 장기에 비해 더 빠르고 직접적인 타격을 입는다. 특히 폐암은 암 중에서 발병률이 4위지만 사망률은 독보적인 1위다. 폐암을 진단 받은 환자가 5년 이후까지 생존하는 비율은 약 15%에 지나지 않는다. 그나마 이 비율은 지난 30년 간 치료법의 발달로 2배로 개선된 것이다. 특히 말기 암의 경우 3~4개월에서 최대 1년 안에 사망하는 경우가 많다. 폐암은 '조용한 암'이라고 부를 정도로 전조증상이 없어 발견 시기가 늦다. 폐암으로 인해 기침, 가래 등이 있어도 폐암을 의

심하는 사람은 거의 없다. 폐의 내부에는 통증을 느끼는 신경이 없어서 흉막까지 염증이 생기기 전에는 통증을 느끼지 못한다. 그래서 폐암 초기에는 아무런 증상을 느끼지 못한다. 폐암의 주요 증상은 기침과 객혈, 흉통, 호흡 곤란 등이다. 이런 증상이 시작된 지 3~4개월이 지나면 암이 상당히 진행했거나 이미 전이된 경우가 많다.

심장은 혈액이 풍부해 암에 잘 걸리지 않지만, 폐는 몸속 모든 길을 돌아다니며 여기저기의 다른 조직에 관여한다. 쓰임이 많지만 그만큼 뇌, 뼈 등의 다른 장기로 전이가 잘 된다.

폐는 좌우 2개가 있지만 좀 더 정확하게 말하면 우측 3조각, 좌측 2조각, 모두 5조각으로 되어 있다. 나뉘어 있지만 근본적으로 하는 일은 똑같아서 한 두 조각 절제해도 생존에는 문제가 없다. 그러나 폐암으로 인한 고통은 엄청나다. 모든 암 환자들이 임종 직전 가장 바라는 것은 통증이 없는 것이다. 최근 진통제가 발전되면서 환자들의 고통이 줄어들었지만 딱 한 가지 폐암으로 인한 고통은 줄어들지 않았다. 마약성 진통제로도, 폭풍처럼 산소를 주입해도 고통만큼은 사라지지 않는다.

폐질환을 조심하자

봄은 폐의 건강을 특별히 주의해야 할 시기다. 중국에서 불어오는 황사나 미세먼지 농도가 높아지기 때문이다. 겨울철 실내 오염도가 여름철 실내 오염도에 비해 3~4배 높다. 겨울철은 실내 중심 생활을 하기 때문에 폐 속에 유해 물질이 축적되기 쉽다. 봄철(3~5월)에 겨우내 쌓인 몸 안의 독소를 배출해내야 한다.

폐는 신체 내부에 위치하지만 외부 공기와 직접적으로 접촉하는 특징이 있어 외부 환경의 영향을 많이 받는다. 그래서 담배 연기, 대기오염, 먼지 등이 많은 곳에 있을 경우 폐의 건강은 나빠질 수밖에 없다. 통계를 보면 여성 폐암 환자의 88%, 즉 10명 중 9명은 흡연 경험이 없는 것으로 나타난다. 전문가들의 의견에 따르면 가족과 친척들의 흡연으로 인한 간접흡연, 요리 시 발생하는 각종 연기가 폐암 유발에 영향을 미친다고 한다. 실제로 간접흡연의 위험성은 매우 크다. 흡연 당시만 피한다고 해서 안전한 것도 아니다. 흡연 후에도 벽지, 가구, 의류 등 집 안에 잔여하고 있는 담배 연기로 3차 간접흡연이 발생한다.

우리가 생활 속에서 접하는 미세먼지 역시 매우 조심해야 한다. 미세먼지는 10마이크로미터 이하의 먼지를 말하는 것으로 미세먼지 농도가 1세제곱미터(m^3) 당 10마이크로그램(μg)이 상승할 경우 기형아 출산 확률이 16%나 증가하고 사망 위험이 0.95% 증가한다. 때문에 미세먼지 예보가 있다면 야외활동을 자제하고, 창문을 닫고 집안의 습도를 유지해야 한다. 또 공기청정기를 사용하고, 외부 활동을 해야 한다면 미세먼지의 피해를 막는 가장 확실한 방법인 황사방지용 마스크를 착용하는 것을 권장한다.

기침은 폐의 이상신호다. 기침 자체는 폐, 기관지의 이물질을 제거하기 위한 우리 몸의 보호 반사작용이다. 의학적으로 만성 기침의 정의는 8주 이상이나 2주 이상 지속되는 기침으로서, 원인을 반드시 확인해야 할 필요가 있다. 왜냐하면 기침 자체가 질병의 경고신호일 뿐 아니라 다양한 질병을 유발하기 때문이다. 기침 자체는 구역질, 구토, 흉통, 갈비뼈 골절, 요실금, 변실금, 실신, 탈진 등을 유발한다. 또 만성 기침은 폐암, 기관지 확장증, 기관지 천식, 폐기종, 역류성 식도염의 원인이 될 수 있다.

결핵은 이제는 거의 사라진 병으로 알고 있지만 우리나라는 OECD 34 개국 중 결핵 발생률 1위다. 평균 발생률보다 10배나 높다. 단체생활이 많은 우리나라의 특성상 결핵 예방이 취약하기 때문으로 분석된다. 결핵은 결핵균으로 인해 발생하며 발열, 피로감, 체중감소, 마른기침, 가래 등을 유발한다. 2주 이상 기침이 지속된다면 결핵 검사를 받을 필요가 있다. 기침을 할 때는 손이 아닌 휴지나 손수건으로 반드시 입을 가리고 해야 한다. 또 기침 후에는 흐르는 물에 비누로 손을 씻어야한다.

가래의 색깔로도 다양한 질환을 유추할 수 있다. 희거나 무색 투명할 경우 급성 기관지염이나 천식일 수 있다. 가래가 짙은 황갈색일 경우 기관지염, 기관지 확장증, 폐결핵, 폐암을 의심할 수 있다. 또 검은색 가래는 곰팡이에 의한 감염이나 진폐증의 신호일 수 있다. 가래에 피가 섞여 나올 경우는 기관지 염증, 후두염일 수도 있지만 객혈이 계속된다면 폐렴, 폐암 등을 의심해볼 수 있다.

폐질환이 없을 경우 정상적으로 하루 100ml 정도의 가래(분비물)가 생긴다. 대부분 무의식적으로 삼키기 때문에 느끼지 못한다. 소량의 가래를 삼킨다고 해도 위로 들어가서 변으로 나오기 때문에 크게 문제될 것은 없다. 하지만 소아나 노인의 경우 가래의 양이 많아 삼키게 되면 소화가 안 되거나 토하기도 한다.

"따로 또 같이" 알레르기 삼총사의 위험성

알레르기성 비염, 천식, 아토피는 알레르기 삼총사로 불린다. 보통 알러지 사이클이라고도 한다. 알러지 질환은 그 원인이 외부 조건에만 있는 것이 아니라 내 면역기능계가 예민해져서 다른 사람에겐 괜찮은 물질이 내 몸 속에서 염증과 같은 반응을 일으키는 현상이다. 이런 특징을 가진 질환이 바로 아토피, 알러지성 비염, 그리고 천식 등이다. 같은 특징을 가지고 있기 때문에 나이가 들면서 점차 다른 질환으로 옮겨가거나 또는 두세 가지가 동시에 일어나기도 한다. 즉, 어릴 때 아토피를 앓은 사람이 크면서 외부 활동을 하는 학령기가 되면 비염을 달고 산다든지, 또 폐에까지 발전해서 천식을 일으키게 된다. 이 세 가지 질환은 모두 연관이 있다. 그중에서도 특히 천식은 매우 위험하다. 천식은 완치시킬 수 있는 질병이 아니다. 평생 안고 가야하는 질병이지만 절망할 필요는 없다. 천식환자는 평소 천식발작(급성악화)이 일어나지 않도록 잘 보살펴주면서 살면 된다. 기본적으로 약을 잘 조절하고, 탁한 실내 공기, 지저분한 침구류, 건조한 환경, 애완동물 등을 피하면 좋다. 또 미나리처럼 도움이 되는 식재료를 잘 섭취해주는 것도 좋다.

가벼운 염증? 사망까지 부르는 폐렴!

폐렴은 세균이나 바이러스, 곰팡이 등의 미생물로 인한 감염으로 발생하는 폐의 염증이다. 그러나 사망에 이를 정도로 합병증이 심각한 무서운 질환이다. 실제로 폐렴은 국내 사망원인 6위를 기록했고 면역력이 약한 노년층에서 집중적으로 발병하는 것으로 나타났다. 폐렴에 걸리면 초기 증상이 기침, 가래, 고열 등의 감기 증상과 비슷해 초기 치료시기를 놓치기 쉽다. 구토, 근육통, 설사 등의 전신 질환이 동반된다면 폐렴을 의심해야 한다.

TIP 초간단 호흡 진단법

풍선 부는 법(누운 상태에서)

1. 코로 숨을 크게 들이마신 후 풍선 속으로 내뱉는다.

2. 같은 방법으로 단 2회를 불어 풍선의 크기를 잰다.

※ 바람을 불어넣을 때 큰 풍선은 풍부한 폐활량을 나타내지만 작은 크기의 풍선을 불었다면 평지를 걸을 때도 불편함을 느낄 정도. 이럴 경우 호흡이 얼마나 잘 되고 있는지 단전을 확인할 필요가 있다. 풍선의 크기가 25cm 이상 크다면 깊은 호흡 습관을 가지고 있어 폐의 건강이 정상으로 보인다. 그러나 풍선의 크기가 지나치게 작다면 호흡법이나 폐의 건강을 유심히 살펴볼 필요가 있다.

좋은 호흡 vs 나쁜 호흡

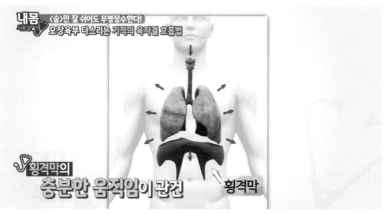

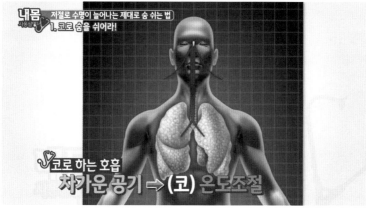

폐의 건강을 지키기 위해서 좋은 호흡과 나쁜 호흡을 구분할 필요가 있다. 단순히 구분하자면 좋은 호흡은 코로, 나쁜 호흡은 입으로 하는 호흡이다. 코를 통해 호흡을 하면 차가운 공기나 나쁜 공기가 코를 통해 폐로 이동하기 때문에 폐가 건강할 수 있다. 그러나 입으로 호흡하게 되면 건조하고 차가운 공기를 조절할 수 없기 때문에 폐의 건강이 나빠진다. 입으로 하는 호흡이 반복되면 식욕이 저하되고, 천식, 간질성 폐렴, 인플루엔자 감염 등에 노출될 위험이 있다. 또 뇌까지 원활하게 영양을 공급받지 못해 뇌 활성화 능력과 집중력이 저하된다. 무엇보다 코는 우리 몸에 있는 공기청정기와 같다. 외부에 있는 공기가 코를 통해 우리 몸으로 들어올 때 코털, 점막을 통해 유해물질이 걸러진다. 코가 아닌 입으로 숨 쉬게 되면 외부의 병원균이 우리 몸으로 바로 들어오게 된다. 뿐만 아니라 어릴 때부터 입으로 호흡을 하게 되면 턱뼈 성장이 억제되고 코골이 증상이 증가한다. 성인의 경우에도 입으로 호흡을 하게 되면 경추가 뒤로 젖혀지면서 두통과 목, 어깨 근육에 잦은 결림이 생길 수 있다.

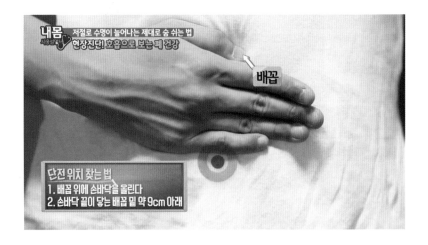

제대로 된 호흡은 숨을 깊게 들이마셔 아랫배까지 숨이 내려가는 것이다. 흉식호흡에 비해 복식호흡이 훨씬 깊고 기체교환 양도 많다. 복식호흡은 체중 감량에도 도움이 된다. 복식호흡을 1시간 했을 경우 약 35

분간 자전거타기를 한 것과 맞먹는 운동량이다. 반면 흉식호흡은 가슴 호흡이다. 가슴이 움직이고 어깨가 올라가는 짧고 얕은 호흡으로 산소와 이산화탄소의 기체 교환이 충분하지 않은 불안정한 호흡이다.

올바른 호흡은 가늘고 깊게 쉬는 호흡이다. 동의보감은 태아가 엄마의 뱃속에서 구강호흡을 하지 않고 탯줄을 통해 산소를 얻는 데서 착안한 태식법을 소개하고 있다. 코에 깃털을 올려 움직이지 않을 정도로 천천히 깊게 쉬는 숨이 노화를 방지하고 질병에 걸리지 않게 한다는 것이다. 깊게 숨을 쉬면 폐와 혈관의 강력한 확장제인 산화질소를 코에서 폐로 운반하는 것을 도와줘 폐와 혈관 기능이 좋아진다. 숨이 쉽게 차는 사람들에게는 들이마신 숨을 내뱉을 때 입을 동그랗게 오므리고 천천히 내뱉는 식의 호흡법이 좋다.

호흡음만으로도 폐의 건강 상태를 알 수 있다. 보통 호흡음은 청진기를 이용해야 구분할 수 있다. 그러나 증상이 심할 경우 청진기 없이도 이상 호흡음을 들을 수 있다. 수면 상태에서 코를 고는 것을 무심코 지나치는 경우가 있다. 코로 들어온 공기는 비강, 인후두, 상기도를 거쳐 폐로 간다.

그런데 어떤 이유로 인해 좁아진 기도를 통과하면서 공기가 주위의 구조물에 진동을 일으켜 발생하는 호흡잡음이 바로 코골이다. 편도와 아데노이드 비대, 비염 등의 염증 질환으로 점막이 부은 경우가 가장 흔한 이유며, 비만으로 목 주위가 살이 찌는 경우에도 흔하게 발생한다. 천식은 예민해진 기관지 점막이 쉽게 자극되어 반복하는 만성염증성 호흡기 질환으로 염증에 의해 기도 및 기관지가 좁아져서 생기는 증상이다. 공기가 들락날락하지 못해 숨이 몹시 차고 심한 기침으로 '가랑가랑'

또는 '쌕쌕' 소리가 난다. 흡사 휘파람 소리와 유사할 때도 있다.

바크양 기침도 쉽게 구분할 수 있다. 후두는 입과 기관을 연결하는 숨길로 성대를 포함하고 있다. 여기가 심하게 붓게 되면 호흡이 힘들어져 호흡 시 고음의 거친 소리가 들린다. 후두염이 있는 아동은 마치 개가 짓는 소리처럼 컹컹대는 소리의 기침을 한다. 또 후두에는 목소리를 내는 성대가 있어 염증이 발생하면 쉰 목소리가 나거나 아예 목소리가 나오지 않기도 한다.

폐 건강에 좋은 습관들

차를 즐겨 마시는 것은 폐의 건강에 좋은 점과 나쁜 점 모두 가지고 있다. 좋은 점은 기관지가 바이러스에 감염되어 생기는 염증을 없앤다는 점이다. 이때 염증의 점도가 높아 걸쭉해지지만, 따뜻한 물을 마시면 콧물, 가래 등이 녹아 호흡에 도움을 준다. 바이러스를 뜨거운 물에 소독해주거나 세척하는 효과도 있다. 반대로 나쁜 점은 너무 뜨거운 차를 마실 경우 식도암에 걸릴 수도 있다는 것이다. 평소 차를 자주 마시는 일본인들의 경우 식도암 발생률이 높다는 연구 결과가 있다. 차가 식도를 자극하기 때문이다. 이런 점에서 따뜻한 차를 마시는 것은 도움은 되지만 과용하는 것은 좋지 않다.

감기에 걸리면 소주에 고춧가루를 섞어 마시면 낫는다는 속설을 이야기하는 사람이 있다. 속설이 아니라 일리가 있다. 소주에 고춧가루를 담가 놓으면 마치 인삼향이 우러나듯 고추 냄새가 자연스럽게 배어난다. 이때 상층액만 따라서 마시면 된다. 고춧가루가 가지고 있는 빨간색은 피토케미컬이라고 부르는 성분으로 항균력이 높아 바이러스에 강하다. 때문에 이 차를 마시면 목에도 도움이 되고 심장의 펌프질도 도와 체온을 상승시키는 데 효과적이다.

몸이 피로하다는 것은 몸이 손상됐다는 증거다. 때문에 피로 회복을 위해서는 체내 에너지가 많이 필요하다. 단백질 함량이 높은 어류와 육류 등의 피로 회복에 도움을 주는 식재료를 섭취하는 것이 좋다. 또 오렌지 주스 같은 당분이 풍부한 식품도 섭취하면 좋다. 폐렴을 앓고 있다면 우유를 수시로 마셔 갈증을 해소하고 아이스크림과 우유가 섞인 미음, 맑은 쇠고기 국물 등이 도움이 된다.

"육자결" 중 폐호흡법

육자결 호흡법은 퇴계 이황 선생이 쓴 〈활인심방(活人心方)〉에도 기록돼 있는 호흡법이다. 고대 중국에서 시작된 토납법, 조식법, 태식법 등의 단계로 이루어진 기공법에 근원을 두고 있다. 육자결 호흡법은 이중 가장 낮은 단계의 토납법이다. 토납법이란 폐가 탁하고 몸이 건강하지 못한 사람이 호흡을 토하듯 몸의 탁기를 밖으로 몰아내는 호흡법을 말한다. 호흡을 인위적으로 깊게 들이마시고 강하게 내뱉는 것을 하루 60분 이상 하는 것을 육자결 호흡법이라고 한다. 코로 호흡을 깊게 들이쉬어 단전을 모으고 난 후 입으로 천천히 내쉬면서 여섯 가지 소리를 내면서 숨을 쉰다.

폐는 호흡으로 고쳐야 하는 대표적인 장기다. 현대 의학에서는 만성 기침의 원인으로 천식, 비염으로 인한 후비루, 역류성 식도염 등을 꼽고 있다. 그런데 인후부 위에 생긴 염증이 만성 기침의 원인이다. 육자결 호흡법은 흉식호흡을 복식호흡으로 전환해주면서 폐활량이 늘어나고 폐뿐만 아니라 비위 기능과 신장 기능까지 활성화해서 인후부의 염증을 개선한다.

1. 편안하게 가부좌 자세를 만든다.
2. 코로 숨을 들이 쉰다. 들어온 숨이 횡경막과 명치를 뚫고 배꼽 아래까지 퍼진다는 느낌이 들도록 충분히 숨을 들이마신다.
3. 숨을 들이마신 시간만큼 잠시 멈췄다가 천천히 내뱉는다.
4. 내뱉을 때는 '후'라고 말하면서 내뱉는다.

1회 호흡에 기본 1시간 동안 반복하면 된다. 가부좌자세가 힘들다면 처음에는 10분, 다음에는 20분, 30분까지 차차 늘려가며 훈련한다. 감기, 천식, 호흡장애 등 가슴이 답답하고 호흡을 길게 못할 때 효과가 있다.

폐 기능 높이는 3대 건강법
승모근 두드리기

승모근은 폐의 상부에 있는 근육으로 이 근육 주변의 혈자리가 폐의 건강에 도움이 되는 견중수와 견외수다. 이 두 혈자리에 자극을 주면 폐의 작용이 활발해진다. 한번에 좌, 우 10번씩 해주면 된다. 5~10분간 지속하면 되며, 가능한 많이 해줘도 무방하다.

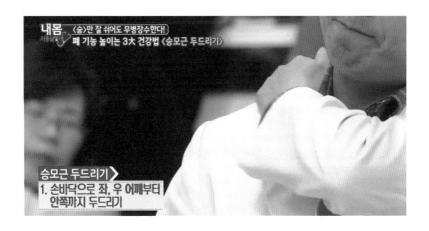

입천장 자극법

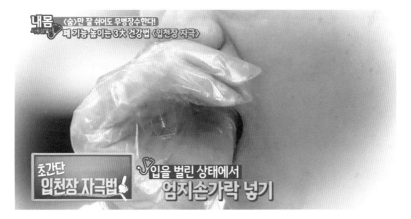

해부학적으로 입천장은 비강의 바닥에 해당한다. 본인의 엄지를 입천장에 닿도록 한 뒤 자극을 반복하면 비염 증상이 호전된다. 입천장을 누르는 효과는 비강 아래를 간접적으로 자극하는 효과가 있어 코막힘 증상이 개선된다. 코가 뚫리는 느낌이 들고 호흡량이 증가하게 된다. 호흡량이 증가하면 폐활량이 확대되는 것이다. 5분간 자극하면 된다.

박하 훈증법

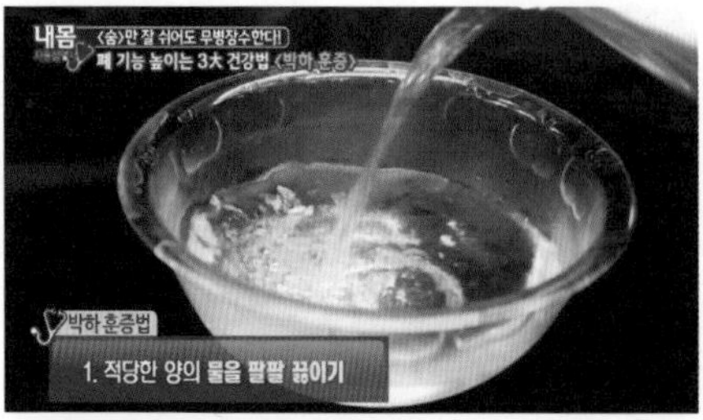

① 적당한 양의 물을 팔팔 끓인다.

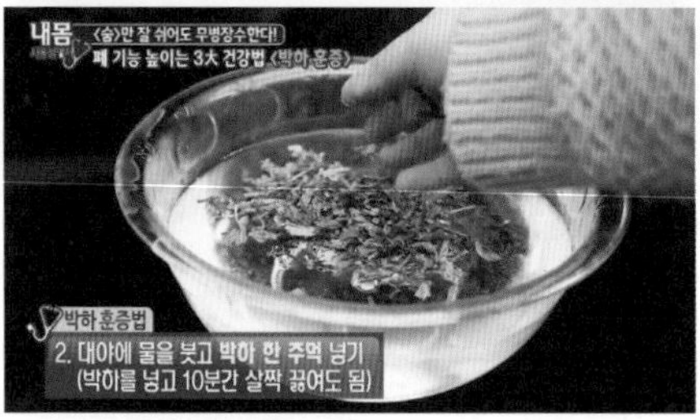

② 대야에 물을 붓고, 박하 한 주먹을 넣는다.(박하를 넣고 10분간 살짝 끓여도 된다)

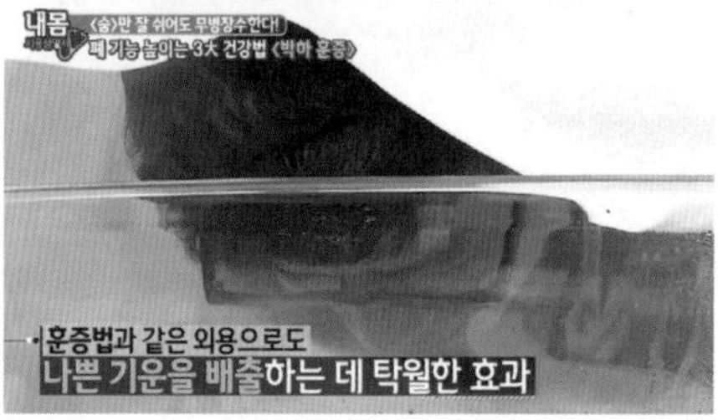

③ 수건을 덮어쓴 후 고개를 숙여 증기를 쐰다. 하루에 2~3회 정도 반복하면 좋다.

박하는 정유 성분이 가장 풍부한 식재료이자 한약재이다. 박하는 복용 시 목부터 머리까지 작용한다. 훈증법으로 사용하더라도 나쁜 기운을 배출하는 데 탁월한 효과가 있다. 훈증법을 하면 코를 통해 수분과 박하의 정유 성분이 흡입된다. 인후두와 비강에 쌓인 이물질과 객담이 밖으로 쉽게 빠져나가도록 돕는다. 코를 비롯한 비강의 공간을 확보해 폐 건강에 도움을 준다. 박하 대신 정유 성분이 강한 에센스 오일도 사용이 가능하다. 박하 훈증법은 5~10분 정도가 적당하다. 물이 식으면 효과도 같이 감소한다. 물을 재사용할 경우 박하를 우려낸 물을 다시 끓이고 다 끓인 물에 박하 반 주먹을 넣으면 된다.

궁극의 폐 건강 식품

비단풀

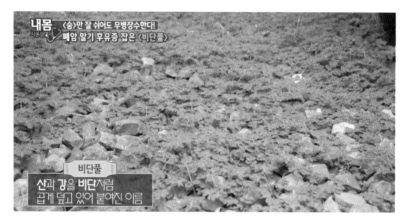

비단풀은 동북아시아 지역 어디에서나 쉽게 구할 수 있는 한해살이 풀이다. 땅바닥에 바짝 붙어서 자라기 때문에 '땅빈대'라고도 부르고 보통 6~8월에 개화하며 제철에 수확해 말려두었다가 쓴다. 비단풀은 폐암으로 인한 흉통에 치료효과가 좋으며 항산화 효과와 활성산소 저해능력이 있다.

우리가 호흡을 위해 마시는 산소 대부분의 성분은 삼중항 산소로 우리에게 해가 없다. 그러나 공기 중에 존재하는 1% 정도의 일중항 산소는 우리 몸 속에서 염증과 노화, 암을 유발시킨다. 비단풀은 일중항

TIP 비단풀 달인 물

① 물 2리터에 비단풀 한 주먹을 넣고 약불에서 천천히 끓인다.

② 30분 후 물이 끓으면 불을 끄고 물이 식을 때까지 잎을 더 우려낸다.

※ 끓이기 전 비단초를 흐르는 물에 두 번 정도 씻는 것이 좋다. 담근 물에서 식초나 소주를 사용해도 된다. 하루 100cc를 기준으로 2~3잔이면 적당하다.

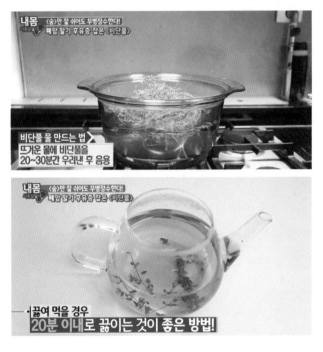

TIP '천연 조미료' 비단풀 가루

① 비단풀을 잘 씻어 햇볕에 말린다.

② 말린 비단풀을 분쇄기에 곱게 갈아 분말을 사용한다.

※ 생비단풀을 100g 건조시키면 20~30g 정도가 된다. 말린 것을 기준으로 한꺼번에 4~8g 정도가 적당하다. 특별한 증상이 없을 때 복용하는 것은 권장하지 않고, 폐와 관련된 증상이 있을 때 음용하는 것이 좋다. 3~4일 음용하면 2~3일은 쉬는 것이 좋다. 단백질 성분의 음식과 같이 먹는 것이 좋은데, 우유나 두유와 함께 섭취하는 것도 좋다.

위암 환자의 경우 비단풀을 달인 물을 복용 한 후 급성 췌장염과 급성 간염에 걸린 사례가 있다. 간 기능이 저하된 환자들은 의사의 소견 없이 함부로 먹으면 위험하다.

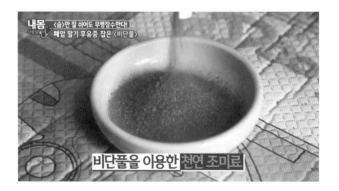

산소 제거에 매우 효과적이다.

폐와 기관지에 좋다고 알려진 도라지나 더덕에 비해 약성이 강하지 않고 맛이 부드러워 쉽게 복용할 수 있다. 더덕은 기운을 상승시키는 효과가 더 강하고 비단풀은 막힌 기운을 뚫어주는 효능이 강하다. 단 더덕은 장기적으로 복용하기에는 독하다.

비단풀의 쓴맛과 떫은맛은 구강, 식도에 직접 작용해 소독 효과를 기대할 수 있다. 많은 양의 폴리페놀성의 파이토케미컬(Phytochemical)이 있기 때문으로 쓴맛 성분은 항균력을 갖는다. 그러므로 구강과 식도에 직접적으로 작용해 호흡 시 들어오는 유해 성분을 소독하는 효과가 있다.

미나리즙

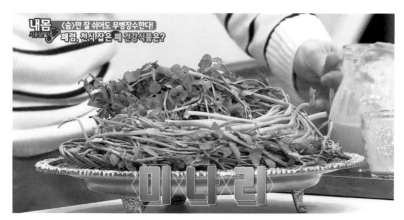

미나리는 이뇨작용이 있어 부기를 빼주고 가래를 삭인다. 기관지와 폐를 보호하는 효능이 있어 황사가 나타날 때 도움을 받을 수 있는 좋은 식재료다. 감기로 인한 발열과 갈증을 없애주고 장기적으로 복용하면 몸에 이롭다. 특히 인체의 염증을 가라앉혀준다. 단, 소아나 65세 이상 노인의 폐렴인 경우 증상과 상태에 따라 전문가의 도움을 받아야 한다.

미나리는 생으로 즙을 내서 먹거나 겉절이로 먹는 것이 가장 좋다. 찌개나 국에 넣어 먹으면 약효가 떨어지기 때문이다. 미나리는 탁한 물에서도 잘 자라기 때문에 물에 여러 번 씻어 사용하는 것이 좋다. 즙을 먹을 경우 하루 100~300cc를 넘지 않는 것이 좋다. 또 우유와 미나리즙을 섞어 마실 경우 먹기에 편하다. 다만 동양인에게 우유는 분해할 수 있는 유당분해효소가 결핍되어 있는 경우가 많으므로 설사가 반복되면 권하지 않는다. 미나리는 맛을 조금 양보한다면 그대로 먹는 것이 가장 좋다.

hormone

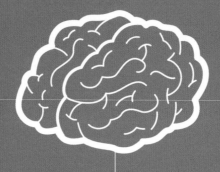

호르몬만 알아도 10년은 더 젊어진다! 우리는 그동안 호르몬에 대해 무지했다. 그동안 몰랐던 성호르몬과 성장호르몬이 가져다주는 동안의 비법에 귀를 기울여 보자. 호르몬 자가진단법으로 현대판 불로장생의 꽃, 성장호르몬을 체크해보고, 하루 1분 호르몬자극 운동과 우리 몸에 있는 각종 혈자리 정보로 젊음에 도전하자! 내 몸의 회춘 샘 찾기 오늘부터 시작이다.

Chapter 5

호르몬 ▶

내 몸의
회춘 샘을 찾아라

회춘의 비밀 성장호르몬 & 성호르몬

우리 몸에는 대략 3,000여 가지의 호르몬이 존재한다. 호르몬 분비샘의 기능이 떨어지고 호르몬 수치가 감소하면서 자연스럽게 발생하는 것이 우리 몸의 노화다. 갑상선호르몬이나 부신피질호르몬 등 생명 유지에 반드시 필요한 호르몬은 죽을 때까지 잘 감소하지 않는다. 이런 호르몬이 줄어들면 질병으로 이어지기 때문이다. 그러나 성장호르몬과 성호르몬이 부족하면 생명을 위협받지는 않지만 신체의 기능이 떨어지고 노화 속도도 빨라진다. 그래서 성장호르몬은 현대판 불로장생의 꽃이라고 부르기도 한다.

성장호르몬은 성장기까지는 글자대로 성장을 하는 데 사용된다. 하지만 성장기가 끝나면 지방을 용해시키고 근육을 만들어 체형을 형성하는 데 사용된다. 성호르몬도 마찬가지로 근육과 피부 콜라겐을 만들어 탄력 있는 몸과 피부를 만드는 데 사용된다. 심지어 성장호르몬은 복부 지방을 우선적으로 감소시켜주는 가장 효과적인 지방 제거제 중 하나로 알려져 있다.

호르몬에 대한 연구는 19세기부터 있었지만 호르몬과 노화를 연결시키는 연구는 20세기 초반 독일의 생리학자 오이겐 슈타이나흐(Eugen Steinach) 교수의 연구가 최초였다. 슈타이나흐 교수는 수컷 쥐의 고환을 암컷에게 이식했다. 그러자 암컷 쥐가 수컷처럼 행동하고 반대로 수컷 쥐는 여성적인 행동을 보였다. 이 연구가 발판이 되어 1935년 테스토스테론을 합성하는 호르몬 연구도 이루어지면서 그동안 미지였던 성호르몬에 대한 연구가 본격적으로 이루어지기 시작했다.

남성과 여성은 성호르몬의 감소에도 차이가 있다. 여성은 갱년기라는 일정 시기에 급속도로 호르몬의 감소가 일어나 일종의 질환 같이 받아들여지는 반면, 남성은 서서히 지속적으로 떨어지므로 자연스러운 노화로 받아들인다. 어떤 식의 감소든 나이가 들수록 호르몬 분비가 줄어드는 것은 당연하다. 우리가 생각하는 장수의 의미도 절대 늙지 않는 것이 아니라 본래 타고난 수명을 사는 동안 최대한 기능을 유지하자는 의미다. 현대인들은 환경 오염과 각종 첨가물, 그리고 스트레스에 위협받고 있다. 타고난 것을 모두 누리지 못하는 것이다.

손가락으로 보는 호르몬 밸런스

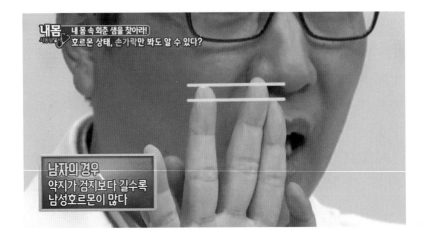

전문가들에 따르면 손가락의 길이와 관련된 연구의 역사는 약 100년
이나 된다. 처음에는 그저 남성과 여성의 오른손 검지와 약지 길이의 비
율이 다르다는 것을 발견하는 수준이었다. 하지만 연구가 진행될수록
차츰 그보다 미세한 차이들이 속속 확인됐다. 손가락 길이 연구의 세계
적 권위자인 영국 센트럴 랭커셔대학의 심리학자 존 매닝 박사는 지난
30년간 줄곧 약지와 검지에 방대한 양의 성 정보가 들어있다는 주장을
펼쳐왔다. 그 중 손가락 길이의 비율이 태아기에 노출된 성호르몬의 비
율에 따라 결정된다는 것은 이미 학계에서 통설화된 내용이다.

이를 뒷받침할 만한 근거들도 계속해서 쌓여가고 있다. 최근에는 미
국 하워드휴즈의학연구소의 마틴 콘 박사가 손가락 길이 비율이 사람과
유사한 쥐의 배아를 이용해 이것을 재확인하기도 했다. 쥐 배아에서 테
스토스테론 수용체의 신호를 차단하자 여성처럼 약지보다 검지가 긴 쥐

가 태어났다. 에스토르겐 수용제를 차단하면 남성처럼 쥐의 발가락도 약지가 더 길어졌다.

손가락의 길이는 임신 6~8주에 엄마의 뱃속에 있을 때 결정이 된다. 이때 남성호르몬인 테스토스테론에 태아가 많이 노출되면 약지가 더 잘 발달하고, 테스토스테론만큼은 아니지만 여성호르몬인 에스트로겐의 영향을 많이 받으면 검지가 발달한다. 약지가 길면 남성적인 성향, 검지가 길면 여성적인 성향이라는 이야기가 된다.

갱년기의 주범, 성호르몬

손가락 길이에 대한 연구는 남녀 모두 호르몬의 비율만 다를 뿐 남성호르몬과 여성호르몬을 동시에 가지고 있다는 것을 보여준다. 여성호르몬은 대부분 난소에서, 남성호르몬은 고환에서 만들어진다. 고환이 없는 여성과 난소가 없는 남성의 남성호르몬과 여성호르몬은 신장 옆에 있는 부신에서 만든다. 남성호르몬은 근육의 생성을 돕는 중요한 역할을 하기 때문에 폐경 이후 여성의 근육량이 30~50% 가량 줄어드는 원인도 바로 남성호르몬의 감소 때문이다. 여성호르몬은 여성배란과 생리에 관여한다. 그러므로 여성의 피 속에는 여성호르몬이 남성호르몬보다 절대적으로 많을 것으로 생각하지만 그렇지 않다. 여성에게 여성호르몬이 가장 많은 배란기에도 남성호르몬이 70%, 여성호르몬은 30%로 남성호르몬이 훨씬 많다. 생리 기간에는 여성호르몬이 15%에 불과하다. 그러나 폐경이 오고나면 여성호르몬의 생산이 거의 중단되고 남성호르몬은 상당량이 계속 생산되므로 중년 여성들에게 독립적인 남성다운 태도와 행동이 나타난다.

남성호르몬인 테스토스테론은 여성호르몬에 비해 급격한 저하는 별로 없다. 그래서 남성에게 갱년기라는 단어는 낯설다. 2010년 대한남성과학회가 전국 40대 이상 남성 2,000명을 대상으로 한 조사에 따르면 28.4%의 남성이 갱년기를 겪고 있다는 결과를 발표했다. 이 시기의 남성들은 성적인 욕구가 현저히 줄어들고, 무기력감과 불면증, 기억력 감퇴, 관절통 등의 증상을 보인다.

현대판 불로장생의 꽃, 성장호르몬

사람들은 성장호르몬을 일명 회춘호르몬이라고 부르며 노화 방지호르몬으로 많은 관심을 보이고 있다. 성장호르몬은 말 그대로 개체의 성장을 촉진하는 호르몬으로, 뇌 속에 존재하는 뇌하수체에서 분비된다. 처음에 성장호르몬은 성장기의 아이들에게만 영향을 미치는 것으로 알려졌다. 그러나 근래에는 성장호르몬의 역할이 단지 신체적 성장뿐만 아니라 노화 방지에도 일조한다는 사실이 밝혀졌다.

성장호르몬은 몸속 단백질의 합성을 도와주는 호르몬으로 성장판이 완전히 닫히지 않은 아이들은 성장호르몬이 자극되면 덩치가 커지고 성장을 한다. 나이가 들어 성장판이 닫혀도 성장호르몬의 분비는 계속돼 우리의 몸을 건강하고 젊게 유지하는 데 작용한다. 20세를 정점으로 매 10년마다 14% 정도 감소해 65세에 이르면 성장호르몬은 20세에 비해

1/3로 감소한다. 25세 이상 성인이 된 후에는 성장호르몬이 근력의 증가와 함께 지방 분해를 촉진시킨다. 성장호르몬이 부족하면 근육량은 줄어 20대 때와 똑같은 양을 먹어도 살이 찌고 배가 나온다. 피부도 탄력이 저하되고 얇아진다. 지금까지 이런 현상을 노화의 결과라고 여겼지만, 성장호르몬의 다양한 기능에 주목한 사람들은 이것은 어쩌면 성장호르몬의 부족으로 일어나는 현상일지도 모른다는 가설을 제기하기 시작했다. 그리고 실제 임상 실험에서 중년에 들어선 사람들에 성장호르몬을 투여한 결과 지방 분해를 촉진시켜 노화로 인해 늘어난 뱃살이 줄어들고 단백질의 합성을 촉진해 근육량이 늘어나는 상당한 효과를 봤다.

그렇다면 성장호르몬의 분비가 잘 되게 하려면 어떻게 해야 할까? 성장호르몬은 뇌하수체 전엽에서 분비가 된다. 낮에도 계속해서 분비가 되지만 대부분의 분비는 밤에 일어난다. 보통 밤 10시에서 2시 사이로 이 시간에 숙면을 취하면 우리 몸의 성장호르몬의 분비는 자연스럽게 늘어난다.

성장호르몬의 투여도 방법 중 하나다. 아직까지 질병을 가지고 있지 않은 건강한 사람들에게 성장호르몬의 투여에 대한 문제가 보고된 적은 없다. 다만 성장호르몬 치료에 있어 부종, 관절통, 근육통, 두통 등의 부작용이 드물게 보고되고 있다.

발이 차고 허리가 약해지거나 머리카락이 빠지는 현상도 호르몬을 만들어내는 비뇨생식기계, 내분비계 등을 통틀어 말하는 신장에 양기가 떨어졌을 때 발생하는 현상들이다. 한의학에서 손발이 동시에 찬 경우는 비장, 위의 기능이 떨어져 있는 것으로 본다. 발만 찬 경우는 신장의 기운이 떨어진 것으로 간주한다. 그리고 항목 중에 허리와 발목을 자주 접질리는 경우도 해당됐는데, 한의학에서는 허리는 신장의 집이라고 해서 신장기능의 문제가 허리에 나타나는 것으로 보았다. 또한 발목은 신장과 방광이 주관하는 관절로 하체가 약하면 부실하다고 보았다. 따라서 신의 병증이 허리나 발목으로 나타나므로 이곳의 병증이 잦은 사람은 신허(腎虛)한 사람이고 신장의 기능중 하나인 호르몬 대사에도 문제가 있다고 볼 수 있겠다. 또 모발이 푸석해져도 호르몬의 분비에 이상이 있다. 신장이 튼튼하면 정액, 뇌수, 골수 등의 정수가 충분해지고 그래야 머리털이 잘 자란다. 그런데 모발이 푸석하다는 건 그만큼 신장이 약한 것을 의미해 호르몬 분비에 안 좋을 수 있다.

TIP 호르몬 자가 진단법

☐ 평상시 발이 차다.

☐ 손은 괜찮은데 발만 차다.

☐ 반복적으로 허리를 접질리는 편이다.

☐ 발목을 자주 접질리는 편이다.

☐ 모발 상태가 최근에 급속히 푸석해졌다.

☐ 누웠을 때, 배꼽아래 부위가 움푹 꺼졌다.

※ 3가지 이상 해당되면 호르몬 건강에 대한 상담이 필요하다.

실제로 폐경이 가까워진 여성들도 탈모에 시달리곤 한다. 이것 역시 호르몬의 변화와 관계가 있다. 즉, 변형된 남성호르몬인 DHT가 탈모를 일으키게 되는데, 그동안 여성호르몬을 효율적으로 억제하고 있다가 여성이 폐경을 맞게 되면 여성호르몬의 생산은 대부분 줄어들고 남성호르몬이 많이 남아 있는 상태에서 DHT로 전환이 일어나게 되면서 탈모 증상이 나타난다. 단적인 예로 임신기간 중에는 정상적인 탈모도 잘 일어나지 않는다. 즉, 여성호르몬의 수치가 높기 때문이다. 그러다 출산 후에 일어나는 산후탈모는 바로 이러한 여성호르몬의 작용을 보여주는 것이다.

여성 회춘호르몬 샘, 엄지발가락

엄지발가락에는 가장 중요한 혈자리인 태충혈이 있다. 태충혈 부근을 자극해주면 간경락을 자극하는 셈이다. 한의학에서 신장은 호르몬이 분비되는 생식계와 내분비계, 중추신경계를 통틀어 말한다 했기에 여성과 남성에게 모두 중요한 지점이다. 그런데 특히 여성호르몬은 혈, 피의 생성과도 연결이 되기 때문에 혈 건강과 밀접한 관련이 있는 간이 굉장히 중요하다. 간은 한의학에서 자궁을 관할한다고 한다. 또 간은 종근이라 하여 외생식기 주변의 근육을 총괄한다. 그런데 이런 간을 지나가는 중요 혈자리가 엄지발가락에 위치해 있다.

엄지발가락 호르몬 오아시스 마사지

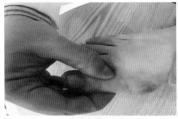

① 엄지발가락의 발톱을 잡고 힘주어 3차례 비틀어준다.

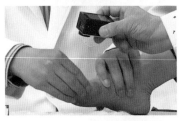

② 엄지와 검지를 이용해 엄지발가락 양옆을 꾹꾹 눌러주며 내려간다.

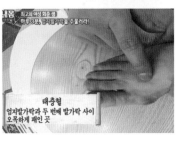

③ 엄지발가락 끝까지 내려오고 나면, 엄지발가락과 둘째발가락 사이에서 2~3cm 아래에 위치한 부위를 주사 맞고 난 뒤 마사지 하듯이 10회 동안 꾹 눌러 돌려준다. (이 자리가 바로 여성에게 중요한 태충혈 자리다)

④ 이 과정을 3분 동안 반복한다.

남성 회춘호르몬 샘, 오금

우리 몸에서 원래 오금이란 부위는 무릎 뒷부분의 오목한 곳을 지칭한다. 그런데 보통 사람들이 '오금을 걸다', '오금을 박다', '오금아 나 살려라', '오금에서 불이 나게' 같은 표현에서 알 수 있듯이, 대체로 오금을 다리 전체로 지칭하는 의미로 사용하고 있다. 그럼 왜 오금을 다리 전체를 대표하는 표현으로 사용하는 걸까?

이 오금 부위에는 매우 중요한 신경인 후대퇴피신경과 경골신경이, 그리고 정맥과 동맥의 혈관들과 림프관이 흐른다. 이런 신경과 혈관, 림프관에 문제가 생기면 다리를 사용하지 못하는 증상들이 나타날 수 있다. 그만큼 하체에서 가장 중요한 부위인 셈이다. 게다가 한의학에서 오금은 신장과 방광의 기운을 관장하여 신장의 경락 자리를 자극하면 호르몬 분비 촉진에 도움이 된다.

오금은 생식선과 내분비호르몬을 관장하는 신경의 합혈인 음곡, 그리고 비뇨생식기를 관장하는 방광경의 합혈인 위중혈이 있는 자리로 손쉽게 비뇨생식 기능의 강화와 노화에 관여된 호르몬계를 자극해줄 수 있는 자리다. 여기서 합혈이란 각 경락의 혈기가 가장 왕성한 혈자리를 의미하는 만큼 같은 자극량으로도 큰 효과를 볼 수 있는 자리가 바로 오금이다.

호르몬 오아시스 마사지 '오금'

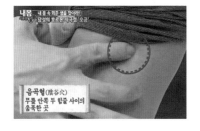

① 무릎을 구부리면 안에 두 인대 사이의 움푹한 곳이 있다. 이곳을 음곡이라 한다. 여기를 힘주어 3초 간 꾹 눌러준다.

② 그런 뒤 눌렀던 자리부터 무릎 바깥쪽으로 원을 그리며 꾹 눌러준다.

③ 마지막으로 오금의 제일 중앙인 위중혈을 다시 3초 간 꾹 눌러준다.(이 자리가 바로 남성에게 중요한 위충혈 자리다.)

④ 이 과정을 3분 동안 반복한다.

하루 1분 호르몬 자극 운동

  8세에서 16세까지 성장호르몬과 2차 성징에 필요한 성호르몬이 분비되는데 이것이 저장되어 있는 창고가 허벅지다. 우리 몸에는 650여 개가 넘는 근육이 있다. 그 중 허벅지는 몸 근육의 30~40%를 차지할 만큼 큰 근육이다. 운동으로 근육을 단련하면 회춘에 도움이 되는 성장호르몬, 성호르몬 분비를 증진시키는데 이때 우리 몸의 큰 근육인 허벅지

ⅢP 힘의 원천은 하체, '허벅지 운동'

① 편안한 자세로 엎드려서 양발로 책 한권을 잡아준다.

② 다리를 내릴 때에는 천천히. 올릴 때에는 괄약근에 힘을 주어 올린다. 숙련이 되면 책의 무게를 올려준다.

※ 허벅지 안쪽을 자극하는 것은 여성과 남성, 모두에게 좋다. 허벅지 사이에 무엇인가 끼워놓고 운동할 경우 항문 주변의 괄약근 즉 회음혈을 효과적으로 강하게 한다. 회음이 자극되어 강해지면 호르몬 분비가 왕성해지는 데 도움을 준다.

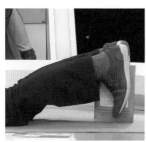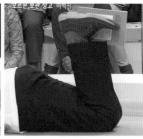

를 운동할 경우 좀 더 회춘 효과를 많이 볼 수 있다.

허벅지 운동은 회춘뿐만 아니라 뇌심혈관 질환의 예방에도 도움이 된다. 나이가 들수록 허벅지 근육은 줄어들고 지방은 늘어 근육 세포 주변과 근육 세포 안에 쌓이게 된다. 이때 지방은 염증을 일으키는 물질을 분비한다. 분비된 염증 물질은 혈관을 떠돌며 혈관 내피 세포를 자극 파괴해 혈관을 막음으로써 혈관질환을 유발하게 된다. 이때 심장으로 가는 혈관이 막히면 심근경색이 발생하고 뇌로 가는 혈관이 막히면 뇌경색이 생긴다. 실제로 분당 서울대병원의 2014년 발표에 따르면 노화가 진행되면 근육이 감소해 기초대사량을 저하시켜 기력을 약하게 만드는데 특히 근육의 감소는 심혈관계 질환 발생 위험을 높이고 낙상, 골절 등 사고의 위험이 높다고 발표했다. 특히 근육이 감소한 환자의 사망률은 일반인에 비해 2.99~3.22배 높았으며 특히 약한 하체 근력을 가진 환자의 근감소증 사망률은 5.37%였다는 연구 결과가 있다.

허벅지 근육은 전체 근육의 약 30~40%로 40대 때부터 근육은 1년에 1% 감소한다. 하체 근육이 발달하면 주변에 모세혈관이 많이 생겨 혈액순환이 이뤄지는데, 이때 혈액이 고환과 부신에 전달돼 남성호르몬인 테스토스테론이 잘 분비된다고 알려졌다. 남성에게 테스토스테론은 정소와 전립선 기능 및 정자의 생성에 중요한 역할을 한다. 따라서 하체 근육이 잘 발달한 남성은 그렇지 않은 남성에 비해 임신에 어려움을 겪을 확률이 낮다. 특히 허벅지 근육은 우리 몸의 근육 중에서 당분을 가장 많이 저장하고 대사시키는 역할을 한다. 이 부위가 발달해야 같은 양의 영양소를 섭취하더라도 더 오랫동안 힘을 낼 수 있다. 하체에 근육이 없으면 허벅지 부위에 있어야 할 혈액이 위쪽으로 몰리면서 고혈압이나 뇌졸중 등의 위험이 커진다. 노년층은 대요근(큰허리근), 햄스트링(허벅지 뒤 근육) 등 일부 근육만 키워도 큰 효과를 볼 수 있다.

회춘 체조

일본에서 남성들의 정력을 회복시켜주는 체조가 화제다. 일명 '회춘체조'라 불리는 이 운동은 성 기능이 약화된 중년 남성들의 고민을 덜어주기 위해 물리치료사* 오바시로 씨가 개발한 운동이다.

이 동작은 요추를 풀어주는 운동이다. 나이가 들수록 자세가 구부정해지기 때문에 요추가 뭉치게 된다. 그럴 경우 활력이 떨어지게 되는데 이유는 생식기를 주관하는 신경이 요추와 연결이 되어 있기 때문에 이

> ### TIP 회춘 체조
>
> ① 천장을 보고 누운 자세에서 다리를 몸의 폭과 비슷하게(60㎝ 정도) 벌린다.
>
> ② 이때 양팔은 편안하게 쭉 뻗는다.
>
> ③ 숨을 내쉬면서 발끝은 발등 쪽으로 젖히고, 종아리를 바닥에서 5cm정도 들어올린다.

---

*편집자 주: 정확한 표현으로는 '자세보건균정사'가 맞지만 우리 말에 가장 가까운 표현을 골랐다.

운동으로 요추를 풀어줌으로써 활력 기능이 개선되는 것은 물론 허리의
유연성도 키울 수 있다.

호르몬 스위치 '귀'를 만져라

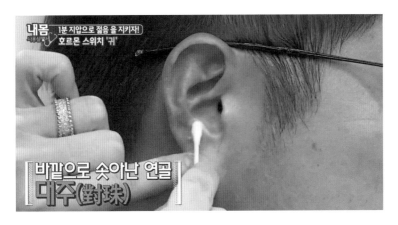

우리 몸에는 호르몬의 균형을 맞춰주는 혈자리들이 많다. 그 중 귀는
태아가 자궁 속에서 맨 처음 갖는 감각기관으로 신체 각 부위를 관장하
는 혈이 약 160개나 분포돼 있다. 특히 귀의 상태를 보면 몸의 건강상태
를 알 수 있으며 이 부위에는 온 몸을 치료하는 혈이 모여 있어 이곳을
누르면 뇌로 자극이 전달되면서 자율신경이 활성화되고 호르몬의 밸런
스가 맞춰진다.

많은 사람들이 귀 건강을 소홀히 하지만 사실 귀는 우리 몸에서 가
장 중요한 기관이다. 한의학에서는 귀가 인체의 축소판이라 하여 몸의
특정 부위가 아프거나 이상이 있을 때 그곳에 해당되는 귀의 혈점, 즉
반사구를 자극하면 증상이 완화된다고 했다. 이미 1950년 프랑스 이비
인후과 의사인 폴 노지에 박사에 의해 체계화 되었으며 세계보건기구

WHO에서도 질병치료의 한 분야로 인정하고 있다. 그래서 한의학에서는 귀의 혈을 자극해 우리 몸의 이상 징후를 진찰한다.

남성들에게는 귓불의 아래 작은 돌기가 고환의 반사지점이다. 이곳에 검지손가락을 넣어 돌기 밑으로 거는 듯한 느낌으로 얼굴 쪽을 향해 잡아당기면 호르몬 분비가 원활해져 정력이 증가된다.

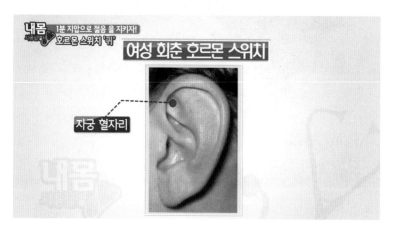

여성들에게는 귀의 움푹한 삼각 부위의 중앙이 자궁혈이다. 이곳은 운동이라기보다 눌러서 자극해주면 된다. 남녀 모두 50~100회 정도의 반복이 적당하다. 귀를 손으로 지압할 때는 각각의 혈자리를 제대로 누르기가 쉽지 않다. 그래서 성냥개비를 이용하거나 쌀알, 은단을 붙여두기도 하며 귀를 잡아당기는 방법을 쓰기도 한다. 귀를 지압 할 때는 손을 따뜻하게 하고 지압 부위를 3~5초 정도 누르고 가볍게 2초 정도 떼고 다시 누르는 방식으로 5~7회 반복한다. 너무 세게 또는 약하게 지압을 해서는 안 되며 뼈근하면서 시원한 감이 들 정도의 압력이 좋다. 단, 몸 상태가 좋지 않거나 열이 있을 때는 하지 않는 것이 좋다.

페루의 산삼 '마카'

페루의 산삼이라고 불리는 마카(Maca)는 해발 4,000~4,500m의 페루 안데스 산맥에서 주로 생산되는 십자화과 채소의 일종이다. 약 6천 년 전 잉카제국에서부터 천연 자양강장제로 귀하게 여겨졌다. 마카는 고산지대에서 자생해 면역력을 강화하는 물질이 풍부하다. 한번 재배했던 곳에서는 5~10년 동안 휴작기를 가져야 할 만큼 땅속의 영양분을 강력하게 흡수하는 엄청난 생명력을 가지고 있다. 마카는 무의 알싸한 맛과 겨자의 매콤한 맛이 동시에 느껴진다. 바로 이소티오시아네이트 성분으로 인해 특유의 매운 맛이 있기 때문이다. 이 성분은 혈액 순환을 개선시키고 성 기능을 향상시켜 강장제의 주요 원료로 쓰인다. 식품으로 섭취될 뿐만 아니라 전통 약제로도 많이 활용하고 있다. 잉카 전사들은 전쟁에 나서기 전 체력을 증진시키고 전투력을 높이기 위해 마카를 섭취했다고 알려져 있다.

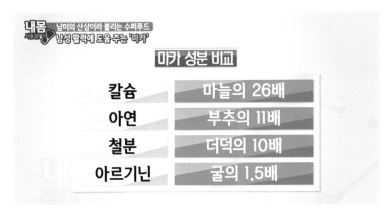

마카처럼 남성호르몬의 분비를 촉진시키는 식품으로는 마늘, 부추,

더덕, 굴 등을 꼽을 수 있다. 그런데 그중에서도 마카에는 마늘에 함유된 칼슘이 26배, 부추에 함유된 아연이 11배, 더덕에 함유된 철분이 10배, 굴에 함유된 아르기닌이 1.5배 들어있어 강장효과가 우수한 것으로 알려져 있다. 특히, 아연은 생식기관의 발달 및 생식능력의 유지에 필수적인 영양소이고 아르기닌은 남성 생식세포의 80%를 구성하고 있어서 생식기능을 높이고 정자수 증가 효능이 있다. 이외에도 마카에는 정자의 운동량을 돕는 셀레늄, 정자의 형성을 돕는 비타민C, 음경동맥의 혈액순환을 돕는 덱스트린 등이 풍부하게 들어 있다.

아르기닌은 천연 남성 활력제로 성장호르몬 분비를 증가해 근육량과 근력을 늘리며 심혈관 기능 개선에 도움을 주고 상처 치유를 빠르게 해준다. 또한 면역 기능과 남성의 성 기능 향상에도 도움을 주고 음경동맥을 확장해 혈액 유입을 증가시키고 음경정맥을 수축해 혈액 유출을 감소시켜 발기를 촉진하고 유지시킨다. 마카의 성 기능 개선 효과는 남성들에게만 국한되지 않는다. 폐경기 여성들에게도 아주 긍정적인 작용을 한다. 폐경기 여성들은 여성호르몬이 감소되면서 성욕이 감퇴되고 우울증이 동반되는 경우가 많다. 그런데 마카를 꾸준히 섭취한 여성들에게 성 기능 개선과 함께 항우울 효과도 있다는 보고가 있다. 또 각종 비타민과 미네랄 성분뿐만 아니라 알칼로이드와 같은 생리활성물질이 다량 함유되어 있어 생리기능과 기억력 향상과 우울증과 스트레스의 완화에도 도움이 된다. 특히 마카에 많이 포함된 아미노산은 갱년기 여성들의 우울감과 피로감을 개선시키는 데 도움이 되고, 철분은 여성들의 빈혈 예방에 좋다. 마카는 녹말의 함유량이 높아 과다 복용하면 소화에 무리가 된다. 하루 적정 섭취량은 가루 5~10g이고 생 마카는

50~100g이다. 최근 들어 우리나라에서도 마카의 재배가 늘어나고 있다. 국내 전역에서 겨울철에 재배하고 있고 마카 파우더는 인터넷에서 쉽게 구할 수 있다.

＊마카 장어구이

① 손질한 장어에 마카즙을 발라준다.(마카즙을 바르면 누린내, 비린내를 제거해 준다.)

② 잡내를 없앤 장어를 팬에서 굽는다. 구울 때 마카즙을 바르고 맛소금을 살짝 뿌려주면서 굽는다.

③ 채 썬 마카를 구운 장어 위에 생강 대신 올려 먹는다.

※ 보통 장어는 생강과 같이 먹는다. 장어의 기름이 소화불량이나 설사를 유발할 수 있기 때문이다. 생강 대신 마카를 함께 먹으면 기름기와 비린내가 제거된다.

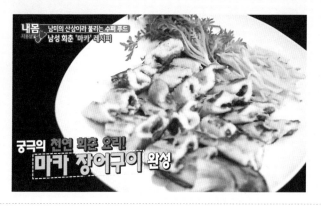

*마카즙

① 마카 한 개와 우유 500ml를 넣는다.

② 꿀 3큰 술을 넣고 믹서에 갈아준다.

※마카를 얇게 저며 꿀에 이틀 정도 절여서 먹으면 더 좋다. 마카를 꿀에 절여두면 특유의 매운 맛에 대한 부담이 줄어든다. 요리하는 동안 소금을 넣으면 나트륨이 마카의 주요 성분을 배출해 영양학적으로 궁합이 좋지 않다.

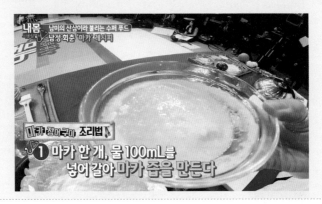

여성 회춘의 묘약, 양배추

양배추는 여성에게 좋은 궁극의 회춘 식품이다. 그 이유는 양배추가 여성의 호르몬 분비를 주관하는 간을 보호하는 채소이기 때문이다. 양배추는 한의학에서 '감람'이라고 한다. 감람은 배꼽 주변의 혈액 순환을 도와 위와 장을 편안하게 하고 간 기능을 활성화하여 여성의 생리불순과 변비에 도움이 된다. 또한 신장을 보호해 이뇨 작용과 해독 작용을 도우며 성 기능을 향상시킨다. 비타민C가 풍부하여 커다란 잎 2장이면 하루 필요량이 충족될 정도다. 양배추에만 들어 있는 중요한 성분으로 비타민U가 있는데, 이것은 단백질을 합성하는 작용을 하는 아미노산의 일종으로 위궤양과 십이지장궤양의 예방, 손상된 점막과 간장의 기능 회복에도 효과가 있어 시판되는 위장약의 주성분으로 사용되고 있다.

양배추는 특히 가슴아래에 막힌 기운을 뚫어주어 가슴의 기운을 통하게 한다고 합니다. 또한 양배추에는 붕소라는 성분이 있는데 붕소의 유사 에스트로겐 작용이 개체의 특이성(체질)이나 또 다른 환경에 따라 가슴을 커지게 할 수도 있을 것으로 생각한다. 붕소 성분은 뼈의 손실과 미네랄의 손실을 막음으로 폐경기 후의 여성에게 골다공증을 예방해주며 체내 칼슘 흡수에 필수적이다. 비타민D3의 이용률을 높임으로 면역과 치유에 효과적이다. 노년기엔 하루 2~3mg 섭취해야 하며 하루 3mg 이상은 섭취하지 않는다. 대개 우리나라에서는 성질이 비교적 찬 양배추를 이용, 출산 후 모유수유 중인 산모의 유선염 즉 유선의 젖이 배출되지 않아 고여서 고름이 될 때 양배추를 덮어주며 증상을 완화시키는 목적으로 지금도 사용한다. 붕소 성분은 갱년기 여성에게도 좋은 음식이다. 붕소가 함유된 음식을 섭취할 경우 혈중 에스트로겐의 농도가 증가한다는 보고가 있다. 이러한 붕소는 양배추 외에도 자두, 딸기, 사과, 복숭아, 무화과 등 쉽게 접할 수 있는 과일에도 많이 들어 있다. 그리고 양배추에는 식물성 여성호르몬 에스트로겐으로 알려진 '피토에스트로겐'이 함유되어 있어, 갱년기 증상 완화에 도움을 준다고 알려졌다.

이런 피토에스트로겐 함유 식품으로는 양배추 외에도 대표 여성호르몬 식품인 콩, 해바라기씨, 아마씨, 브로콜리, 석류, 칡, 녹차 등이 있다.

양배추가 특히 여성에게 좋은 또 다른 이유가 있다. 양배추는 유방암 생존율을 높이고 재발 위험을 낮추는 데 도움이 된다. 십자화과 채소란 배추처럼 꽃의 모양이 네 갈래의 십자가 모양으로 생긴 채소로 겨자, 순무, 배추, 꽃양배추, 녹색 양배추, 아루굴라, 케일, 브로콜리 등이 이에 속한다. 미국 밴더빌트 대학 의과대학 역학센터의 사라 네추타(Sara Nechuta) 박사가 중국 '상하이 유방암 생존율 연구'에 참가한 유방암 생존자(20~75세) 약 5천 명의 5년 간 조사 자료를 종합 분석한 결과 이 같은 사실이 밝혀졌다. 조사대상자들은 십자화과 채소를 하루 평균 약 100g 섭취했고 겨자, 배추, 순무, 꽃양배추, 녹색 양배추를 주로 먹었다. 그랬더니 십자화과 채소 섭취량 상위 25% 그룹이 하위 25% 그룹에 비해 유방암 사망 위험이 62%, 재발위험이 35% 각각 낮은 것으로 나타났다. 십자화과 채소 섭취량 상위 그룹은 또 모든 원인에 의해 사망할 가능성도 62% 낮았다.

양배추의 어떤 성분이 유방암 예방에 효과적인 것일까? 바로 인돌3-카비놀이다! 미국 미시건 주립대 조사 결과 일주일에 2회 이상 양배추를 섭취한 여성에서 그렇지 않은 여성에 비해 유방암 발병률이 상당히 낮은 것으로 나타났다. 특히 유방과 자궁에 에스트로겐 수용체가 자리 잡지 못하게 하여 유방암과 자궁경부암을 예방해준다는 연구가 있다. 이 성분은 여성호르몬인 에스트로겐 수용체에 작용하여 그 수치를 감소시키는 역할을 하고 테스토스테론 분비를 활발하게 해 남성의 갱년기에 도움이 된다.

*양배추 나물

음식에는 생식과 화식이 있다. 먼저 양배추 화식을 소개한다. 양배추의 영양성분을 최대한 파괴하지 않고 먹으려면 생식이 가장 좋지만 그러나 익히지 않으면 많은 양을 먹기 어려우므로 찌거나 살짝 볶는 것이 좋다.

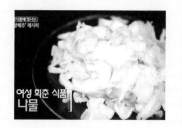

① 양배추는 가늘게 채 썰어 소금을 뿌린 뒤 숨이 죽을 때까지 절인다.

② 냄비에 들기름을 두르고 양배추와 다진 마늘, 후춧가루, 말린 고추, 물을 살짝 넣어 살짝 볶는다. 부족한 간은 소금으로 맞춘다.

*양배추 미나리 즙

양배추를 미나리와 함께 먹으면 간 기능이 활성화되어 피로를 회복시키고 동맥경화를 개선시켜 비뇨생식기 혈액순환을 개선하여 위축된 성 기능을 북돋우는 데 도움을 준다.

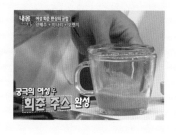

① 양배추 1/4개, 미나리 반단, 오렌지 한 개를 각각 준비한다.

② 오렌지, 미나리 반단, 양배추를 갈아준다. 마지막에 소금을 약간 넣어주어도 좋다.

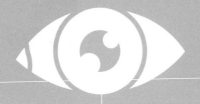

eye

공기 중에 있는 먼지부터 우리의 삶에 깊숙이 자리 잡은 스마트폰, 컴퓨터까지 우리의 눈은 잠시도 쉴 새 없이 자극을 받는다. 그래서 늘 충혈되고, 눈물이 흐른다. 잠시도 쉴 틈이 없는 우리의 눈을 위해 건강 정보를 모았다. 눈의 근력을 키워주는 눈 수영, 제대로 끓여야 효과를 보는 결명자차, 눈의 근력을 길러주는 눈 마사지까지 눈에 관한 모든 것을 모았다.

Chapter 6

훈 ▶

우리 눈은
괴롭다!

눈을 괴롭히는 것들로부터 벗어나자

현대인들의 생활환경은 눈을 혹사하는 환경이라 해도 과언이 아니다. 우리의 눈은 늘 피곤하다. 눈이 충혈되는 이유는 혈액의 공급이 원활하지 않기 때문이다. 혈액의 공급이 원활하지 않으면 눈에는 피로가 쌓인다.

우리는 눈이 충혈되는 것을 가벼이 넘어가는 경향이 있다. 하지만 그래서는 안 된다. 눈에 혈액 공급이 원활하지 않으면 혈관을 만들어낸다. 눈의 피로가 쌓이면서 혈액 순환이 잘 되지 않고, 그런 상황이 반복되면서 결국에는 노안을 앞당기게 된다.

　직장인 1,300명을 대상으로 눈의 피로도를 물었다. 응답자의 50.8%가 일과 중 눈 피로도가 90점 이상이라고 답했고, 100점을 꼽은 직장인도 7.2%나 됐다. 보통 한 시간을 작업하면 5분은 눈을 감고 쉬어야 한다. 하지만 이것을 실천하는 사람은 10% 미만이었다. 한마디로 눈을 많이 사용하지만 눈의 피로를 회복하는 것에는 신경 쓰지 않는다는 의미다.

　눈을 자극하는 환경에 자주 노출되는 현대인들은 눈의 피로를 호소한다. 특히 최근에는 스마트폰, 컴퓨터 같은 여러 가지 멀티미디어 기기의 사용이 급증하면서 40대와 50대 사이에 찾아오는 노안 증상을 호소하는 20~30대가 5년 사이 2배로 늘어났다.

　우리 눈이 가까운 곳을 볼 때는 근육에 힘을 줘 긴장을 한다. 엎드려서 책을 볼 경우 평소의 긴장도보다 3배나 더 높아진다. 스마트폰이나 모니터처럼 작은 화면을 장시간 가까이에서 보는 것도 노안이 빨리 찾아오는 원인 중 하나다. 눈의 깜빡임 횟수가 50%이상 줄어들면서 항상 긴장을 하기 때문이다. 노안은 초점을 맞추는 능력이 저하되기 때문에 초점 거리를 짧게 하는 힘이 약해진다. 그래서 먼 거리는 잘 보이지만 가까운 곳에 있는 물체는 흐릿하게 보인다.

　노안을 우리 몸의 노화와 함께 찾아오는 당연한 증상이라고 생각해서는 안 된다. 노안을 방치하면 실명까지 불러올 수 있기 때문이다. 백내장, 녹내장, 당뇨망막변성증, 황반변성 등의 실명질환은 모두 노안이 되면 찾아오는 병이다.

　우리 눈의 수정체는 카메라 렌즈처럼 자동으로 두께를 조절하면서 먼 곳과 가까운 거리의 물체를 식별한다. 이때 모양체라는 근육이 수정체의 양끝에서 두께를 조정하면서 굴절력을 조절한다. 정상적인 눈은 가까운 물체를 볼 때 모양체가 수축해 수정체가 두꺼워진다. 그래서 초점이 망막에 맺혀서 사물을 제대로 볼 수 있다. 그런데 모양체 근육의 힘이 약해지면 어떻게 될까? 보통 40대가 되면 수정체의 탄력이 떨어지고 딱딱해지면서 두께를 조절하는 수정체의 조절기능이 약해져 가까운 거리의 물체를 보기 힘들어진다. 이것이 바로 노안이다.

TIP 노안 자가 테스트

① 가까운 곳을 보다가 먼 곳을 보면 흐릿하다.

② 조명이 어두운 레스토랑에서 메뉴판이 잘 안 보인다.

③ 휴대전화를 볼 때 안경을 벗는 것이 더 잘 보인다.

④ 시야가 침침하다.

⑤ 자신도 모르게 책을 눈에서 멀리하고 읽는다.

⑥ 용기에 붙어 있는 제품 설명이 잘 보이지 않는다

⑦ 나이가 40세 이상이다

※ 2개 이상 해당되면 "의심"

　4개 이상 해당되면 "노안 가능성 높음"

　6개 이상 해당되면 "안과 진료 필요"

우리 몸의 기관 중에서 뇌 다음으로 혈액이 가장 많이 유입되는 곳은 어디일까? 바로 눈이다. 그래서 혈액순환이 원활하지 않거나 영양공급이 제대로 되지 않으면 눈 근육이 무너져 노안이 오고 다른 질병까지 발생하는 것이다.

한국망막학회가 고령자를 대상으로 조사해봤더니 10명 중 8명 이상이 시력이 저하돼도 아무런 조치를 취하지 않았다는 응답이 70%, 대부분의 노인들이 심각한 안과 질환을 앓고 있으면서도 이를 노안으로 착

> ## TIP 4가지 실명질환
>
> ① **백내장** : 수정체가 혼탁해져서 물체의 상이 수정체를 통과하지 못하고 망막에 정확한 초점을 맺지 못해 나타나는 시력장애로 사물이 흐릿하게 보이거나 초점이 맞지 않고 눈이 부시는 증상이 있다.
>
> ② **녹내장** : 시신경이 손상되면 발생하는 질병
>
> ③ **당뇨망막변성증** : 혈액순환이 원활하지 못해 혈관이 망가지는 질환
>
> ④ **황반변성** : 시력이 떨어지고 물체를 볼 때 중심부가 어두워서 잘 보이지 않고 찌그러져 보인다. 글을 읽을 때 글자 사이에 공백이 보이거나 그림의 일부가 지워진 것처럼 보이기도 한다.

각하고 있었다.

우리는 살이 찌면 다이어트를 하는 등 건강한 몸을 가지기 위해 노력하는 것처럼 눈도 운동을 통해 건강을 유지해야 한다.

눈물이 많아지는 것은 '눈물흘림증'이라는 질병의 일종이다. 눈 안에는 눈물 배출로가 있고 이곳에 이상이 생기면 눈물이 많아지거나 눈에 눈물이 고이는 증상이 생긴다. 그리고 이 눈물배출로의 기관들이 좁은 사람은 나이가 들면 들수록 더욱 좁아져 결국에는 막히게 된다. 남성들보다 여성들이 선천적으로 좁은 경우가 많다.

눈물은 눈의 건강에 매우 중요하다. 쉽게 설명하자면 자동차 앞 유리창에 묻은 이물질을 닦으려면 워셔액이 나온 뒤 와이퍼가 닦는 것처럼 우리의 눈도 마찬가지다. 눈물샘과 기름샘에서 윤활유가 나와 눈물막을 형성해 이물질을 제거하는 자정작용을 하지만 나이가 들거나 어떤 문제에 의해 막히면 문제가 생기는 것이다. 그래서 노폐물을 제거하는 데는 눈물의 역할이 중요한 것이다.

눈의 건강을 해치는 여러 가지 습관들

여성들의 화장이 눈에 좋지 않은 영향을 미치기도 한다. 색조화장품은 색소와 이 색소를 피부에 부착시키기 위한 용제로 이루어져 있다. 물론 이 색소는 피부에 독성이 없는 물질로 만들고 동물 실험을 거치기 때문에 염증이나 독성 반응이 나타나지 않는다. 하지만 눈의 각막이나 결막은 일반 피부에 비해 훨씬 예민하다. 피부에는 이상이 없더라도 눈에는 염증을 일으킬 수 있다. 또한 색조화장품은 지용성 즉 기름성분으로 이루어진 경우가 많은데 눈꺼풀에 있는 '마이봄선'이라는 기름샘의 입구를 막아 그곳에 염증을 유발하거나 안구건조증을 악화시키기도 한다.

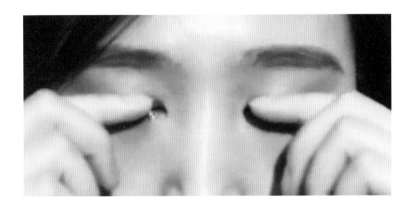

또 반영구 화장도 눈의 건강에는 좋지 않다. 최근 여성들 중에서 미에 대한 욕구와 편의성을 위해 아이라인 문신과 같은 반영구 화장을 하는 경우가 늘어나고 있다. 특히 여름철에는 물놀이 중에도 지워지지 말라고 반영구 화장을 시술받기도 한다. 하지만 아이라인 문신은 눈꺼풀 점막에 색소를 침착하는 과정에서 염증을 유발시킬 수 있다. 또 눈이 뻑뻑하지 않도록 기름을 분비하는 기름샘을 파괴해 안구건조증은 물론 결막염, 충혈, 눈 다래끼 등의 눈 질환이 생길 수 있다. 따라서 간단한 반영구 화장이라고 할지라도 의료 시술이라는 점을 명심하고 허가 받은 곳을 찾는 것이 안전하다.

각막미란도 주의를 기울여야 한다. 각막미란이란 각막상피가 벗겨져 통증과 시력 저하를 호소하는 질환이다. 대부분 눈에 피로가 심하거나 안구건조증 또는 렌즈 착용으로 생기는 부작용 때문에 발생한다. 피부에 상처가 난 것과 마찬가지로 하루 이틀 정도 일시적인 통증이 있고 상처가 아물고 나면 호전된다. 하지만 이런 일이 자주 일어나다보면 각막상피의 부착 조직이 손상될 수 있고 이 경우 반복적으로 각막미란이 발생한다. 반복적으로 발생할 경우 각막에 세균 감염이나 바이러스 감염이 발생할 수 있어 주의가 필요하다. 대한안과학회가 2008년부터 2010년까지 조사한 자료를 보면 렌즈 때문에 부작용이 생겨 병원을 찾은 499명 중 26%인 129명이 각막미란을 호소했다. 초기 각막미란은 큰 문제가 아니지만 반복될 경우 각막궤양으로 발전할 수 있는 위험한 질환이다.

눈의 건강을 회복시키는 운동과 치료법

'눈수영'

눈 수영은 의학적으로는 눈 세척이라고 볼 수 있다. 일반 수돗물은 세균 감염의 위험성이 있기 때문에 정제수를 사용하는 것이 안전하다. 미국 규격 협회는 응급상황 시 안구 세척을 할 때는 세균이나 바이러스의 감염에 안전한 정제수나 끓인 물을 식혀서 사용하도록 추천하고 있다. 또 찬물로 무리하게 장시간 세척하면 저온 손상을 입을 가능성이 있기 때문에 미지근한 물을 사용하는 것이 좋다.

또 몸의 근육과 마찬가지로 눈의 근육도 갑자기 움직이면 수축하게 된다. 근육을 이완시키려면 천천히 하는 것이 좋다. 눈 수영은 눈에서 분비되는 피지 등의 노폐물이 가장 많이 축적되는 아침 기상 후가 가장 적절한 시간이다. 눈 깜빡임을 통해 피지선에서 기름이 분비되지만 수면을 하는 동안에는 이러한 작용이 일어나지 않기 때문이다. 미온수로 세안을 하고 적절히 눈꺼풀의 온도가 올라서 기름의 분비가 원활히 될 때 마사지를 해주고 세척해 내 주면 효과적이다.

눈 마사지의 효과

각막학술지는 지난 2011년, 11명의 건강한 피실험자와 16명의 안구건조증 환자를 대상으로 눈꺼풀 마이봄선 마사지를 했더니 눈물층의 지질막이 개선되고 눈물층 증발이 줄어들어 안구건조증이 호전됐다는 연구

결과를 발표했다.

만약 안구건조증을 앓고 있다면 마이봄선 마사지가 도움이 될 수 있다. 마이봄선 마사지는 본인의 나이만큼 위아래 속눈썹을 가볍게 비벼준다. 가볍게 비벼주는 동작이 막힌 기름샘을 자극해 노폐물을 배출해준다.

우리 눈 주위에는 너무 자극적이지 않게 꾸준히 눌러준다면 눈의 건강에 도움이 되는 여러 혈자리가 있다. 간단히 소개하자면 '양백혈'

TIP 눈의 상태로 보는 질병
히포크라테스는 "눈은 몸의 상태를 드러내는 거울과 같다"고 말했다. 눈을 보면 우리 몸의 상태를 대략 알 수 있다. 눈꺼풀을 뒤집었을 때 붉은 색이 아닌 흰색이라면 혈액순환이 문제일 수 있다. 눈꺼풀 안쪽이 빨갛다면 적혈구 수치가 증가한 다혈증을 의심해볼 수 있다. 눈꺼풀이 떨리고 양쪽 눈이 점점 튀어나온다면 갑상선 기능 항진증을 확인해봐야 한다.

은 눈동자 위로 올라가 눈썹의 3cm 위에 위치해 있는데 두통과 어지러운 증상에 도움이 되고 야맹증이나 근시, 각막염을 치료해준다. '정명혈'은 눈동자 안쪽 모서리에 있다. 흔히 눈이 피곤하면 눈과 눈 사이를 집게손가락으로 눌러주는 곳이 바로 그곳이다. '정명혈'은 이름에서도 알

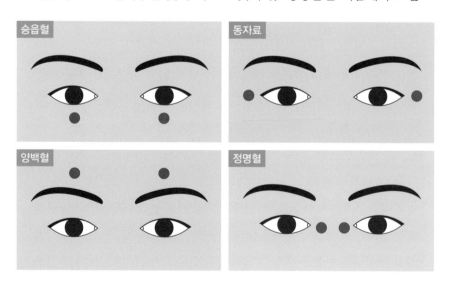

승읍혈　　동자료

양백혈　　정명혈

수 있듯이 눈동자를 밝게 하는 곳으로 노안과 녹내장, 백내장 등에 좋다. '동자료'는 정명혈의 반대편에 있다. 눈꼬리의 바깥쪽이 바로 '동자료'의 위치다. 두통과 안면마비, 눈 질환 해결에 도움을 준다. '승읍혈'은 눈동자 아래 안와의 바로 안쪽에 자리 잡은 혈자리로 뇌경련이나 안면마비에 좋다.

이 혈자리들을 자극하는 지압은 강하게 하면 안 된다. 눈 주위는 혈관이 풍부하고 연약하기 때문에 멍이 들거나 안구를 다치게 할 수도 있다. 손끝의 지문이 있는 부위를 사용해 2~3초간 지그시 눌렀다 뗐다를 한다. 사실 전문가가 침을 시술하는 것이 아니라면 손으로 자극할 때는 눈 주위를 부드럽게 자극해주면 된다.

눈에 따뜻한 찜질을 해주면 눈꺼풀 주위의 찌꺼기가 연화되고 따뜻한 온도에 눈물샘과 기름샘이 열린다. 눈꺼풀 기름샘 속에 굳은 기름 성분이 부드러워지고 빠져나가기 쉬운 상태가 된다. 그리고 눈수영으로 눈을 깨끗하게 세척하면 기름샘을 씻어내기 때문에 안구건조증에 좋은 효과를 볼 수 있다. 또 조절을 담당하는 모양체근(Ciliary muscle, 毛樣體筋)의 혈액순환이 호전되어 노안 증상을 호전시킬 수 있다.

눈썹과 눈 주위에는 눈의 건강에 도움이 되는 여러 경혈들이 포진해 있다. 한의학적으로는 눈 주변 근육을 따뜻하게 하는 것은 눈 주위에 있는 경혈을 자극시키는 효과를 가져온다. 한 가지 더 추가할 것은 눈 주위의 마사지도 중요하지만 눈으로 가는 경락은 목을 통과하기 때문에 뒷목 주위를 강하게 지압해주는 것도 눈의 건강에 도움이 된다는 사실이다.

예를 들어 목이 뻣뻣하고 아픈 사람들 중에는 오후가 되면 눈 주위가 침침하고 열감을 호소하는 경우가 종종 있는데, 이럴 때 뒷목 주위의 지압이 필요할 것이다.

눈을 지압할 때 주의할 사항이 있다. 안구를 지압하는 것이 20%, 눈 주변의 근육을 지압하는 것이 80% 정도 되도록 눈을 지압해야 한다. 안구 자체를 지압하는 것은 사실 큰 효과가 없다. 눈 주변의 근육을 지압하면 눈 안에 지쳐있는 조직들에 더 많은 산소와 영양분을 공급하게 된다. 그러니 눈 자체를 누르는 것보다는 눈 주위 근육을 지압해 자극을 주는 것이 중요하다.

나이가 들면 눈은 건조해지고 근육의 힘이 떨어져 눈꺼풀의 운동도 감소된다. 여성은 남성보다 특히 안구건조증에 더 취약하다. 또 나이가

TIP 온찜질 방법

준비물 : 수건 1장, 전자렌지에 데운 팥 주머니

① 수건을 말아서 따뜻한 물에 적신다.

② 전자레인지에 10초에서 15초 정도 데워서 눈에 올려놓는다.

③ 물이 빨리 식어 불편한 경우에는 팥을 넣은 주머니를 전자렌지에 데워(30초~1분) 사용해도 된다.

※ 팥은 부종을 치료하고 이뇨작용이 뛰어나며 해열하는 성질을 가지고 있다.

들면 노안으로 인해 눈물의 생성이 줄어든다. 이런 증상을 겪는 경우 눈을 마사지해주는 것이 도움을 준다.

온찜질

눈 주위는 혈액 순환이 매우 중요하다. 눈의 혈관이 막히면 갑작스러운 시력장애나 시력저하로 고생하는 이른바 '눈 중풍' 환자가 될 수도 있다. 이 질환의 특징은 별다른 징후가 없다가 갑자기 심각한 증상을 보인다는 점이다. 또 한 번 발병하면 치료가 쉽지 않은 것도 뇌졸중과 비슷하다.

아직까지는 낯선 질환인 눈 중풍의 정확한 병명은 크게 '망막정맥 폐쇄증', '망막동맥 폐쇄증', '허혈성 시신경병증', '안허혈증후군' 등의 네 가지로 요약된다. 이 네 가지 모두 눈의 망막이나 시신경의 혈관이 막히거나 터져 발병한다는 공통점이 있다. 더구나 혈관이 막히고도 오랫동안 치료를 받지 않으면 안내출혈과 신생혈관 녹내장까지 불러올 수 있다. 이 경우 환자는 눈 안에 먹구름이 낀 것처럼 어둡게 느끼거나 안압 상승에 따른 두통과 구역질을 호소하기도 한다. 증상은 심각하지만 사전 징후는 별로 없다.

이런 질환을 예방하려면 온찜질로 눈의 혈액순환을 돕는 것이 좋다. 보통 찜질은 냉찜질과 온찜질 두 가지 방법으로 많이 한다. 냉찜질은 혈관을 수축시키고 온찜질은 혈관을 확장시켜준다. 알레르기 결막염이나 부종, 충혈 등의 증상이 있을 땐 냉찜질이 도움이 된다. 반면 온찜질은 결막염이나 안구건조증, 피지샘이 막혔을 때 효과적이다.

노안이 오면 빨리 돋보기를 써야 한다?

안경은 교정을 위한 보조기구다. 돋보기에 일찍 의존하면 노안이 더 빨리 진행될 수도 있다. 수정체에 저하된 기능을 보완해주면 눈 근육의 움직임이 줄어들어 조절력이 떨어지기 때문이다. 또 자신의 교정시력과 맞지 않는 돋보기를 지속적으로 착용하면 눈이 쉽게 피로해지고 어지럼 증과 두통이 생기기도 한다. 가까운 곳을 보는 돋보기와 중간, 그리고 먼 거리용 세 종류의 돋보기를 용도에 맞게 사용하는 것이 좋다.

염색을 하면 시력이 나빠진다?

염색을 하더라도 시력이 저하되지는 않는다. 그러나 간혹 염색약에 소량으로 포함된 암모니아 성분이 휘발성이 강해 눈을 자극할 수 있고, 이로 인해 일시적으로 눈이 침침하거나 따끔거릴 수 있다. 또한 염색약에 의한 알레르기 반응으로 피부에 알레르기가 발생한 경우, 눈에 알레르기가 동반하여 눈이 시리고 **뻑뻑한** 경우는 있다.

눈을 맑게 하는 최고의 식품

결명자

한방에서는 간의 화(火)가 위로 치솟아 풍열이 상초에 머물면 눈이 충혈되고 붓는 증상이 나타나고 밝은 빛을 싫어하고 빛을 쬐면 눈물이 나오는 등의 증상이 생긴다고 한다. 노안의 증상과 일치하는 것이 많다. 이때 결명자가 매우 좋은 효과를 보인다. 결명자는 콩과에 속하는 1년생 결명초의 씨를 말린 것으로 '눈을 밝게 하는 씨앗'이라는 뜻이 담겨있다. 결명자의 성질은 약간 찬 편이며, 달고 쓰고 짠맛을 가지고 있다. 간에 쌓인 열을 내려 눈을 밝게 해주는 원리로 간 기능을 개선해 안구의 피로 회복에 도움이 된다. 단, 대변이 무르거나 설사를 하고 속이 차고 허약한 사람은 볶아서 사용하거나 장기 복용하지 않는 것이 좋다.

많은 사람들이 결명자가 눈에 좋다는 것을 알고 있다. 그만큼 효능을 인정받은 약재라는 뜻이다. 하지만 눈에 좋은 결명자를 기본에 충실하게 먹고 있는 사람은 드물다.

TIP 결명자 끓이는 방법

① 결명자를 그냥 끓이면 차에서 비린내가 난다. 프라이팬에 기름을 두르지 않고 중간 불에서 결명자를 볶는다.

② 결명자 4g에 물 1리터를 넣고 끓인다. 너무 많이 넣으면 색깔이 검게되고 쓴맛이 난다.

③ 1시간 이내로 끓여야 한다. 물이 끓으면 불을 줄여 붉은 빛이 날 때까지 끓이면 된다.

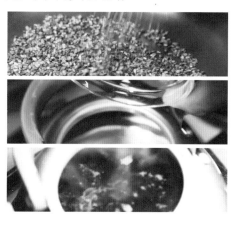

kidney

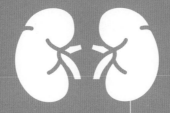

체중의 불과 0.5%를 차지하는 장기. 강낭콩을 닮고 팥처럼 적갈색을 띠고 있어 '콩팥'으로 불리는 신장은 작지만 절대 무시할 수 없는 역할을 한다. 하루 200리터의 혈액을 걸러내는 우리 몸의 정수기인 신장이 제 역할을 하지 못하는 순간, 우리 몸은 온갖 노폐물로 가득찰 것이다. 작지만 위대한 장기 신장의 건강을 바로 세울 비책을 공개한다.

Chapter 7

신장 ▶

우리 몸의 정수기
신장

작지만 위대한 장기, 신장

모양은 강낭콩과 닮았고, 색깔은 팥처럼 적갈색을 띠고 있는 장기는 무엇일까? 우리가 흔히 '콩팥'이라는 이름으로 부르는 신장이다. 사람마다 다르지만 일반적으로 10~12cm의 크기에 300~400g, 체중의 약 0.5%를 차지한다. 자신의 주먹 크기라고 생각하면 된다. 크기가 작다고 무시할 수는 없다. 신장은 단순히 소변을 만드는 역할만 하는 곳이 아니다. 소변을 배출하기 전까지 혈액이 모아온 온 몸의 노폐물을 걸러주는 거대한 정수기와 같다. 두 개의 신장은 쉴 틈 없이 일하는 우리 몸에서 가장 부지런한 장기다.

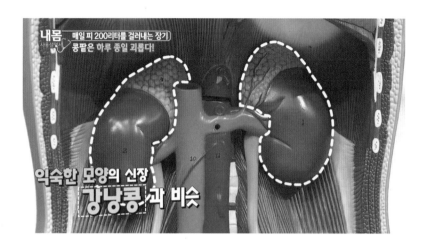

성인을 기준으로 신장은 하루에 1.8리터(ℓ)의 소변을 만들어낸다. 하지만 더 놀라운 것은 1.8리터(ℓ)의 소변을 걸러내기 위해 신장은 하루 종일 200리터(ℓ)의 혈액을 걸러낸다는 점이다. 고작 1%만 소변으로 배출되는 것이다.

그렇다면 이 신장이 제대로 작동하지 않는다면 우리의 몸은 어떻게 될까? 심장과 신장은 인체의 두 기둥이라고 할 수 있다. 신장은 우리 몸 전체를 돌고 온 혈액이 싣고 온 노폐물을 내려놓는 곳으로 심장에서 보낸 전체 혈액의 1/4이 들어온다. 즉 몸의 위에서는 심장이, 몸의 아래에서는 신장이 서로 짝을 이루어 인체의 전반을 관장하는 것으로, 한의학에서는 이것을 '수화교제'(水火交濟)라고 한다. 2011년 세계신장학회는 슬로건을 내걸었다. "건강한 콩팥이 당신의 심장을 구한다!" 심장과 신장 모두 혈관으로 이루어진 장기이기 때문에 혈액을 받아 정화시키는 신장에 문제가 생기면 자연스럽게 심장에도 무리가 간다. 신장에서 전해질의 균형을 맞추지 못하면 혈액 속 칼륨 농도가 높아져 부정맥과 심정지가 일어날 수도 있다. 또 심장이 비대해지고 고혈압이 생겨 심부전을 일으킬 수도 있다.

그렇다면 신장의 기능에 문제가 생긴 것을 미리 알 수 없을까? 신장은 간과 함께 침묵의 장기로 불린다. 기능이 50%이상 감소될 때까지 인식을 하지 못하는 경우가 상당히 많기 때문이다. 하지만 어떤 질환이든 이상이 생기면 우리에게 보내는 신호가 있다. 그것을 놓치지 말아야 한다.

신장의 기능이 떨어지면 몸속에서 빠져나가지 못한 나트륨 같은 노

TIP 만성신부전증 의심 증상

해당되는 항목에 체크해보세요.

☐ 눈 주위가 푸석푸석하고 발목이 자주 붓는다.

☐ 한밤중에 소변을 자주 본다.

☐ 혈압이 갑자기 높아진다.

☐ 피부가 부쩍 가렵다.

☐ 붉은 소변, 콜라색 소변, 거품뇨를 본다.

※ 3개 이상일 경우 전문가의 진단을 받을 필요가 있음.

폐물과 수분이 쌓이면서 부종이 온다. 부종이 심해지면 폐에 물이 차고 호흡 곤란이 오기도 한다. 또 한밤중에 소변을 자주 보기도 한다. 신장의 기능이 떨어지면서 수분을 제대로 걸러내지 못해 생기는 현상이다. 혈압이 갑자기 올라가는 것도 주요 증상이다. 혈압을 조절하는 호르몬인 레닌이 제대로 분비되지 못하기 때문이다. 그리고 피부가 부쩍 가렵다. 우리 몸속에 있는 노폐물이 빠져나가지 못하고 몸에 쌓이기 때문에 가려움증을 유발한다. 마지막으로 소변에 변화가 생긴다.

성인은 하루 평균 1.8리터(ℓ)의 소변을 배출한다. 그런데 소변 양이 급격하게 줄어들면 배출돼야 할 독소가 몸 안에 정체되어 있는 것이고, 반대로 양이 급격하게 늘어나면 수분과 영양소가 제대로 흡수되지 못하고 빠져나간다는 것이다.

사실 이런 증상이 나타날 정도라면 이미 신장의 기능이 많이 나빠졌다는 반증이다. 소변 검사는 집에서 할 수 있을 정도로 간단하다. 소변 검사스틱(요시험지봉 검사─혈뇨, 요단백 등을 1~2분 내에 빠르게 검사할 수 있다.)을 저렴하게 판매하는 약국이 많다. 검사 후 의심이 든다면 병원에서 자세한 진찰을 받아볼 것을 권한다.

건강한 콩팥이 심장을 구한다!

신장의 무게는 태어날 때 약 50g정도다. 그러나 40~50대가 되면 400g까지 증가하다가 감소한다. 이러한 신장의 무게 감소는 신장 피질의 소실과 연관이 있는데, 40대 이후 약 10% 정도 감소하고 80대 이후에는 30%까지 감소한다. 단순히 크기만 줄어드는 것이 아니다. 당연히 기능도 떨어진다.

또 신장의 두 번째 역할은 인체의 조건에 따라 소변의 내용을 끊임없이 조절하며 체액의 성분이나 양을 정확히 유지하는 것이다. 소변을 볼 때마다 색깔이 약간씩 다른 이유다. 전해질 균형을 조절, 나트륨 배설을 늘리는 등, 산염기의 균형을 조절해 우리 몸이 생명 활동을 할 수 있는 기본 조건을 유지시켜준다. 이것이 신장 혈압을 미묘하게 조절하고 혈류나 혈액이 농도를 정상으로 유지함과 동시에 체온 조절에도 관여한다.

마지막으로 혈압 및 조혈, 대사에 중요한 호르몬을 생산하는 것도 신장의 역할이다. 신장은 혈압을 조절하는 호르몬과 혈액 속의 헤모글로빈의 농도를 유지시켜주는 호르몬을 분비해 빈혈을 방지한다. 수분과 나트륨 배설에 장애가 생기면 피가 탁해지고, 수분이 빠져나가지 못해 몸이 붓는다. 혈압조절에 문제가 생겨 칼륨의 배설이 원활하지 않으면 심장, 근육, 신경계의 기능 이상이 초래된다.

신장 건강을 망가뜨리는 주범, 단백질

단백질이 신장의 건강에 무조건 나쁘다는 의미가 아니다. 먹는 방법에 따라 독이 될수도 있고 약이 될 수도 있다는 뜻이다. 고기를 비롯해 단백질이 우리 몸에 들어오면 대사 과정 중에 질소로 변한다. 질소는 독성물질인 암모니아 가스를 발생시킨다. 몸속에 단백질이 많이 들어올수록 암모니아의 발생도 많아지고 이것이 혈액을 통해 신장에 무리를 주는 것이다. 적정량 그리고 양질의 단백질을 섭취하는 것이 중요하다.

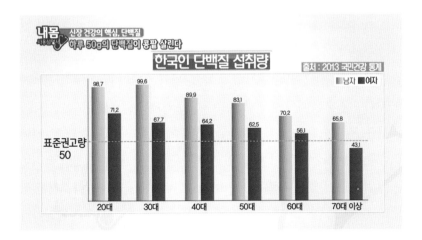

그렇다면 신장에 무리를 주지 않는 단백질의 섭취량은 어느 정도일까? 몸무게 60㎏을 가진 성인 기준으로 하루 단백질 권장량은 50g에 불과하다. 단백질 양으로는 50g에 불과하지만 고기 섭취량으로는 250g(약 1인분) 정도다.

보통 고기를 많이 섭취하는 미국인이나 유럽인들에 비해 우리나라 성인들의 단백질 섭취량은 많지 않을 것이라고 생각한다. 하지만 절대 그렇지 않다. 2013년 국민건강영양조사에 따르면 한국인의 하루 단백질 섭취량은 70대 이상 여성을 제외한 전 연령대에서 권고량을 웃돌고 있다. 특히 20~40대 남성들은 하루 권장량 50g의 거의 두 배에 해당

> **TIP** 암보다 무서운 만성신부전증
> 최근 들어 단백질의 잘못된 섭취로 인한 만성 신부전증 환자수가 증가했다. 최근 5년 간 만성 신부전증 환자는 66%나 증가했다. 암과 만성신부전증의 생존율은 어느 것이 더 높을까? 암에 걸린 환자의 5년 생존율은 46%지만 만성신부전증의 5년 생존율은 40%로 암보다 낮은 것으로 나타났다. 암보다 무서운 만성신부전증이다.

하는 단백질을 먹고 있다. 삼겹살이나 치킨 등의 음식 섭취도 문제지만, 최근 가장 문제가 되는 것은 '몸짱 열풍'으로 고강도 운동을 하는 사람들이 섭취하는 단백질 보충제다. 서울대병원은 12년 간 4만 3천여 명을 추적 연구한 결과 단백질 보충제를 섭취해 근육을 과도하게 늘리면 단백질을 여과하느라 신장이 혹사하게 되고, 결국 심장에 부담을 줘 장기적으로 사망률이 1.6배 늘어난다는 충격적인 결과를 발표했다.

최근 무리한 운동을 하는 젊은 남성들이 '횡문근융해증'이라는 질환으로 병원을 찾는 경우가 늘고 있다. 횡문근은 팔이나 다리처럼 움직이는 부위에 붙어 있는 가로무늬 근육을 말한다. 이 근육이 갑작스러운 고강도 운동으로 파괴되면 그 속에 있던 단백질이 혈액 속으로 빠져나와 혈관을 타고 신장으로 이동한다. 그런데 이 단백질의 양이 많다보니 정교한 실핏줄 덩어리가 되어 신장의 관들을 막아버리는 것이다. 이렇게 되면 소변이 나오지 않거나 심장에 부정맥을 일으켜 돌연사할 가능성도 있다. 무엇보다 가장 큰 문제는 한번 망가진 신장은 다시는 회복이 되지 않는다는 점이다. 만성이 되면 혈액 투석이나 신장 이식 외에는 치료 방법이 없다.

근육의 재료, 단백질

단백질은 우리의 몸을 구성하기 위해 반드시 필요한 영양소다. 단백질을 가리키는 영어 'protein'은 그리스어의 'proteios(중요한 것)'에서 유래된 것이다. 단백질은 생물체의 몸을 구성하는 대표적인 분자로 우리 몸의 12~15%가 단백질로 이루어져 있다. 우리 몸 안의 장기들도 단백질로 이루어져 있다. 그래서 몸속 장기들이 손상되거나 노화되면 그것을 보수하기 위해 새로운 재료들이 필요한데 이때 필요한 재료가 바로 단백질이다. 매일 우리 몸의 4% 정도의 단백질이 새로운 단백질로 교체된다. 우리 몸이 건물이라면 철골은 뼈, 벽돌은 근육이라고 비유할 수 있다. 단백질이 바로 벽돌의 주재료가 되는 것이다. 건물의 오래된 벽돌을 새로운 벽돌로 바꾸면 건물이 튼튼하게 오래 유지되는 것처럼 적정량의 단백질을 섭취해 몸을 구성하는 세포를 새 것으로 바꾸는 것이 건강을 유지하는 비결이다.

단백질의 역할은 이것뿐만이 아니다. 호르몬과 효소를 만드는 일을 한다. 호르몬과 효소는 우리 몸에서 일어나는 모든 대사활동의 일꾼이라고 볼 수 있다. 현재 2,200여종 이상의 효소가 있고 췌장, 갑상선, 부신수질에서 각각 분비되는 인슐린, 티록신, 에피네프린과 같은 호르몬 또한 단백질로부터 합성된다. 우리 몸이 이런 일을 하려면 단백질이 반드시 필요하다. 즉 일꾼들이 필요하다는 얘기다.

고기에 포함된 동물성 단백질, 콩이나 두부에 들어있는 식물성 단백질 두 가지 단백질 중 신장에 도움이 되는 것은 무엇일까? 동물성이든 식물성이든 '단백질은 모두 마찬가지다'가 정답이다. 왜냐하면 단백질 자체가 질소를 가지고 있기 때문에 대사 과정에서 암모니아가 발생하는 것은 똑같기 때문이다. 신장의 건강과 우리 몸의 건강 두 마리의 토끼를 잡기 위해서는 그냥 단백질이 아니라 양질의 단백질을 먹어야 한다. 그리고 양질의 단백질을 고를 때 고려해야 할 것이 바로 필수 아미노산이다. 단백질이 우리 몸에 들어오면 블록조각처럼 분해가 된다. 그 블록이 단백질의 기본 구성단위인 아미노산으로 모두 20가지 정도가 있다.

그런데 필수 아미노산 20가지 중에는 우리의 몸에서 만들 수 없어 꼭 음식으로 섭취해야 하는 8가지 아미노산이 있다. 예를 들면, 쌀, 통밀 같은 곡류에도 단백질이 있지만 라이신이라는 아미노산이 부족하다. 제 아무리 단백질 공급을 많이 해도 라이신이라는 한 종류의 블록이 부족해서 건강한 신체라는 작품을 완성할 수가 없다.

신장의 건강을 지켜주는 최고의 동물성 단백질 BEST5

돼지고기 사태살

돼지고기는 많은 사람들이 좋아하는 단백질이다. 단백질을 지방으로 나눈 단백질 지방비를 보면 사태가 단연 압도적이다. 지방을 1이라고 볼 때 단백질이 7.6이라는 것! 사태는 단백질 함량은 제일 많으면서 동시에 지방이 제일 적은 부위! 고기도 부위별로 지방 함량이 다르기 때문에 지방이 적은 부위, 살코기를 먹는 것이 가장 좋다.

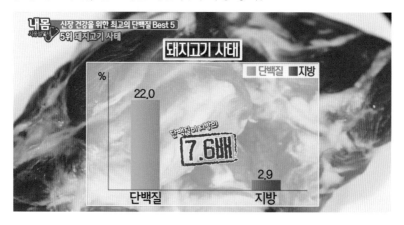

부위	단백질(%)	지방(%)	단백질 지방비
사태	22.0	2.9	7.6
목살	20.2	9.5	2.1
뒷다리	18.5	16.5	1.1
안심	14.1	13.2	1.1
등심	17.4	19.9	0.9

소고기 목심

소고기는 사실 부위별로 단백질량이 거의 같다. 그런데, 돼지고기와 마찬가지로 지방 양에서 차이가 많다. 소고기 목심의 단백질 함량은 다른 부위보다 아주 조금 낮지만, 지방 양이 현저히 적다. 그래서 지방이 1일 때 단백질이 8배나 된다. 같은 양을 먹었을 때 다른 부위보다 단백질의 질은 더 좋다. 사실 많은 사람들이 소고기를 고를 때 꽃등심이나 갈비 등의 지방이 많은 부위를 고른다. 맛은 좋을지 몰라도 지방이 많아 신장 건강에는 도움이 되지 않는다.

부위	단백질(%)	지방(%)	단백질 지방비
목심	15.2	1.9	8.0
사태	20.2	4.7	4.3
안심	20.8	6.3	3.3
등심	20.1	11.3	1.8

대구

생선 기름은 건강에 도움이 되는 불포화지방산이다. 그 중에서도 지방이 적고 단백질 함량이 높은 것을 꼽자면 대구가 최고다. 갈치, 고등어 등은 지방의 함량이 높아 도움이 되지 않는다.

부위	단백질(%)	지방(%)	단백질 지방비
대구	17.6	0.5	35.2
광어	20.4	1.7	12.0
갈치	18.5	7.5	2.5
고등어	20.2	10.4	1.9

닭 가슴살

닭고기는 부위 중에서 가슴살과 다리살의 단백질 함량이 높다. 가슴살보다 다리살의 지방 함량이 조금 더 높기 때문에 가슴살이 보다 양질의 단백질이라고 할 수 있다. 닭 가슴살은 거의 기름기가 없는 단백질 덩어리다. 닭고기는 날개를 제외하면 대부분 지방 함량이 높지 않기 때문에 가슴살 부위가 아니더라도 살코기 부분은 섭취해도 된다. 여성들이 좋아하는 닭 날개는 지방의 함량이 많아 신장에는 도움이 되지 않는다.

부위	단백질(%)	지방(%)	단백질 지방비
가슴살	23.3	0.4	58.3
모래주머니	17.0	2.1	8.1
다리살	20.1	3.8	5.3
날개	17.5	15.2	1.2

달걀

일단 메추리알보다는 달걀의 단백질 함량이 좀 더 높다. 특히 달걀흰자는 100g당 단백질 함량은 9.8g에 불과하다. 동물성 단백질 중에서는 단위 g당 단백질 함량이 제일 적은 편에 속한다.

부위	단백질(%)	지방(%)	단백질 지방비
달걀 난백	9.8	0.1	98.0
달걀 전란	11.8	8.2	1.4
메추라기 알	12.6	12.1	1.0
달걀 난황	15.3	29.8	0.5

신장의 건강을 지키는 단백질 섭취법

하루 권장량을 세 끼로 나눠 먹는다

단백질의 하루 권장량은 50g이지만 이것을 한 끼에 모두 먹는 것은 좋은 방법이 아니다. 신장이 2시간 내에 거를 수 있는 단백질의 양은 불과 20g에 불과하기 때문이다. 또 소화 손실률을 따져봐도 고기류를 한 번에 120g이상 먹으면 신장에 무리가 간다. 물론 건강한 사람은 이 정도를 충분히 소화할지도 모른다. 하지만 이런 식습관이 자꾸 누적되면 신장의 건강은 점점 나빠질 수밖에 없다. 가장 적당한 방법은 하루 권장량인 단백질 50g을 세 끼에 나눠서 먹는 것이다.

또 한 가지 버려야할 식습관은 고기를 먼저 먹고 밥을 먹는 습관이다. 이런 식습관은 단백질 과잉 섭취를 부른다. 이런 습관은 단백질의 과다 섭취뿐만 아니라 열량도 초과한다.

물에 삶아 조리한다

고기를 건강하게 먹기 위한 가장 좋은 방법은 삶는 것이다. 고기를 삶게 되면 기름기가 빠져나가는 건 물론이고, 신장에 부담을 주는 단백질은 그대로 남아있으면서 나트륨과 칼륨이 물에 녹아 배출될 수 있다. 또 한 가지 덧붙이자면 고기를 구울 때 태우는 것은 무조건 피해야 한다. 탄 고기에는 담배 연기, 자동차 배기가스에서 나오는 것과 같은 발암 물질의 일종인 벤조피렌이 들어 있기 때문이다. 고기는 삶을 때보다 직접 불에 구울 때 벤조피렌의 양이 무려 200배나 증가한다.

동·식물성 단백질을 섞어 먹는다

단백질을 세 끼로 나눠서 먹는 것과 함께 동물성 단백질과 식물성 단백질을 골고루 섞어서 먹는 것이 좋다. 예를 들어 단백가가 높다고 달걀 흰자, 닭 가슴살만 먹는 건 좋지 않다. 반찬을 골고루 먹어야 하듯, 단백질도 동물성, 식물성 단백질을 섞어서 먹는 것이 시너지를 가져온다. 단백질을 적정량 섭취할 수 있는 식단은 매끼 계란, 두부, 생선, 육류를 번갈아가며 구성하는 것이다. 육류도 소고기, 돼지고기, 닭고기를 번갈아 먹어야 고른 영양 섭취를 할 수 있다. 예를 들면 아침은 두부 1/3모(160g), 점심은 생선 1/2 토막(100g), 저녁은 손바닥 절반만한 육류(80g)를 단백질 반찬으로 먹는 것이 이상적이다.

신장암을 극복시켜준 단백질 요리

냉이 돼지고기 수육

냉이는 채소 중에서 단백질의 함량이 가장 높은 채소다. 또한 냉이처럼 추운 겨울을 이긴 뿌리채소는 비타민이 풍부해서 춘곤증에도 좋다.

단백질과 비타민B가 풍부한 돼지고기와 섬유질, 비타민, 무기질이 풍부한 냉이는 환상의 조합이다.

*냉이 돼지고기 수육 만들기
- 재료 : 돼지목살 300g, 냉이 1봉지,
- 고기삶을 재료 : 생강 1쪽, 대파 1뿌리, 양파 1개, 청주 또는 소주
- 냉이양념 : 된장 1큰술, 고추장 1/2큰술, 깨 1큰술, 다진 마늘 1큰술, 참기름 1큰술, 다진 청양고추 1개
1. 고기는 한 입 크기로 잘라준다
2. 고기 삶을 재료를 끓이다 고기를 데친다
3. 냉이는 끓는 물에 데쳐 찬 물에 식힌다
4. 양념을 섞어 냉이와 고루 버무린다
5. 접시에 고기와 버무린 냉이를 담아낸다

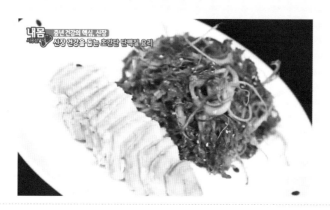

새콤 소고기 샐러드

소고기는 지방 함량이 적은 목심이나 사태 부위를 삶아서 준비하고 각종 채소를 먹기 좋은 크기로 썰어서 접시에 담으면 끝! 여기에 신장

건강에 좋은 만능 소스 하나면 뿌리면 된다.

샐러드에 들어가는 만능 소스는 식초와 마늘이 포인트다. 신장에는 나트륨이 좋지 않아 음식을 싱겁게 만들면 간이 맞지 않는 경우가 많다. 이럴 때 기본 베이스는 식초에 마늘과 향긋한 유자청을 추가하면 맛있게 먹을 수 있다. 유자청이 없으면 매실청이나 발효효소를 추가해도 좋다.

＊새콤 소고기 샐러드 만들기

- 재료 : 불고기거리 300g, 영양부추 1/2단, 치커리 1봉지, 적양파 1개, 당근 1/3개
1. 고기는 끓는 물에 살짝 데쳐 고기양념에 버무려 한번 볶는다
2. 만능 소스를 섞어 차게 둔다.
3. 영양부추, 치커리는 한 입 크기로 썰고, 적양파와 당근은 곱게 채 썰어 모두 물에 담궈둔다.
4. 고기에 만능 소스를 버무리고, 채소의 물기를 잘 빼서 함께 버무려 낸다.

※ 만능소스 재료 : 유자청 3큰술, 식초 4큰술, 설탕 1큰술, 올리브유 3큰술, 소금약간, 레몬즙 1큰술, 다진 마늘 1큰술

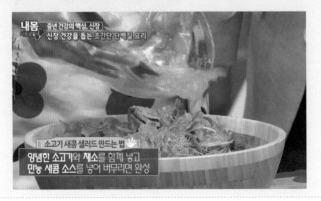

신장 튼튼 3분 초간단 지압법

신수

여성들에게는 신수혈이라는 혈자리를 눌러주는 지압을 추천한다. 한의학에서 '신수혈'은 신장으로 나쁜 기운이 흘러 들어가는 곳을 의미한다. 따라서 신수혈을 마사지하게 되면 신장 기능을 활성화시켜서 수독으로 인한 증상을 없애주며 요통이나 만성피로에도 도움이 된다. 신수혈은 배꼽과 같은 높이에 있는 척추 정중앙에서 양쪽으로 3㎝ 떨어진 부분에 위치한다. 마사지를 할 때는 혀를 입천장에 붙이고 위를 쳐다보면서 항문에 힘을 준 상태에서 양쪽 엄지손가락으로 허리 양쪽의 신수혈을 각각 120회 정도 문지르면 된다. 그 다음 입술을 가볍게 다문 후 윗니와 아랫니를 서로 부딪치는 고치법을 36회 정도 하면 된다. 신장 기능을 활성화시키고 몸 전체의 순환을 원활하게 만들어주기 때문에 수독을 제거하는 데 도움이 된다.

음릉천

'음릉천'은 무릎 안쪽에서 발목으로 2cm 내려간 곳에 위치한다. 족태음비경에 속하는 혈자리로 비장을 튼튼히 하여 습기로 인한 병을 배출하고 특히 다리와 생식기 질환에 탁월한 효능이 있다. 음릉천은 소퇴부, 즉 무릎을 구부린 뒤 무릎 안쪽에서 아래쪽으로 2촌 떨어진 곳에 있으며 기혈을 깊이 간직하고 있는 곳이다. 그래서 이곳을 자극하면 부기가 가라앉으며 발의 부종에 특히 좋다. 하루에 3~5분 정도 엄지로 눌러주면 된다. 약 50~100번 이상 지압하면 좋다. 지압을 100번 하면 침을 놓는 것과 같은 강한 효과가 있기 때문이다.

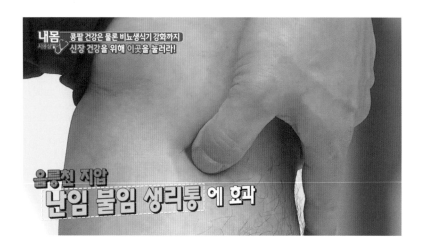

용천

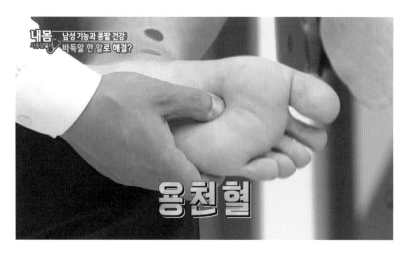

'용천혈'(湧泉穴)은 "생명과 기운이 샘처럼 솟아난다" 하여 붙여진 이름이다. 용천혈은 발가락을 제외한 발바닥을 삼등분해서 3분의 1이 되

는 지점에 자리 잡고 있다. 발가락을 구부리면 발바닥에 '사람인(人)자' 모양으로 움푹 들어가는 곳이 바로 용천혈이다. 용천혈은 발끝에서 시작되어 몸통으로 가는 경락의 일부로 이곳을 지압할 때는 발뒤꿈치 방향으로 밀어주듯이 지압해야 한다. 보통 앉은 자세로 발바닥을 반대쪽 무릎위에 올려놓고 양쪽 엄지손가락을 모아서 3초 이상 지그시 누르는 동작을 10~50회 이상 반복하거나 주먹으로 두드려주는 것도 좋다.

손으로 누르는 것이 힘들다면, 바둑알 하나와 반창고로 용천혈을 자극할 수도 있다. 용천혈 자리에 준비한 바둑알을 놓고 반창고로 고정한 뒤 걸어 다니면 자연스럽게 용천혈이 자극을 받는다.

Spine

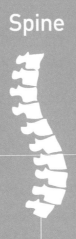

척추에서 발생하는 문제는 다양한 질환을 불러온다. 척추가 불편해지면 우리 삶
의 수준도 그만큼 떨어지기 마련이다. 척추의 건강을 지키는 가장 좋은 방법은
운동밖에 없다. 운동을 통해 근육의 힘을 기르는 것으로 최선의 치료를 해보자.
100세까지 건강하게 사는 첫 번째 스텝은 척추 운동이다

Chapter **8**

척추 ▶

우리 몸의 기둥
척추

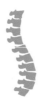

악순환의 고리에서 벗어나자

우리의 몸통을 둘러싼 근육은 600여 개나 된다. 이 근육들은 우리 몸에서 가장 중요한 구조 중의 하나로 우리 몸의 움직임을 만들고 뼈를 잡아주어 균형을 유지하도록 해준다. 다시 말해 척추는 우리 몸의 대들보이자 기둥인 셈이다. 많은 사람들이 척추라고 하면 단순히 허리만 생각한다. 그러나 척추는 우리가 예상하는 것보다 훨씬 크고 복잡하다. 머리에서 골반까지 연결하며 수 십 킬로그램의 인체를 묵묵하게 떠받치는 기둥이 바로 척추다. 경추(목뼈)에서 시작해 갈비뼈가 붙어있는 흉추(등

뼈), 허리를 지탱하는 요추(허리뼈) 그리고 하나로 합쳐져 있는 천추(골반뼈)와 미추(꼬리뼈)까지 모두 25개의 척추뼈가 수직으로 연결된 복잡한 구조로 되어 있다.

척추뼈를 따라서 길게 세로로 뻗어 있는 척추기립근을 비롯해 코어 근육(등, 복부, 엉덩이, 골반 근육)이 척추를 감싸고 있는데, 팔꿈치 돌리기 운동을 하면 이 척추를 둘러싼 근육들이 강화되면서 척추를 단단하게 받쳐준다. 이 척추기립근 외에도 척추의 마디마디를 이어주는 다열근, 어깨의 관절을 잡아주는 어깨 회전근, 고관절을 안정시켜주는 작은 근육들을 축 근육이라 부른다. 축 근육은 자세를 유지하게 하는 중요한 근육이지만 작기 때문에 자세가 조금만 틀어져도 쉽게 손상을 받는다. 손상 받은 근육은 약해지고 약해진 근육은 축을 흐트러뜨려 균형을 깨지게 한다. 그러면 다시 자세가 나빠지는 악순환이 지속된다.

척추에서 발생하는 문제는 다양한 질환을 불러온다. 대표적인 예가 퇴행성관절염이다. 집을 예로 들어보자. 지붕을 받치는 기둥이 있는데, 지붕이 점점 무거워지면 기둥은 점점 약해지고 결국 망가질 수밖에 없다. 이것과 같은 원리다. 단순하게 말해 연골의 사용이 너무 많아 모두 닳아 없어진 것이다. 퇴행성관절염은 더 이상 노인들의 전유물이 아니다. 퇴행성관절염을 호소하는 젊은 세대들이 늘고 있다. 비만이나 운동 부족, 외상에 의한 반달연골 손상 등 노화와 똑같은 과정으로 지붕은 무거워지고 기둥은 약해지는데다 심지어 틀어지기까지 한다. 이런 현상이 일찍 나타나면서 관절이 빨리 퇴행되는 경우가 흔해지고 있다. 세계 최고의 단거리 육상선수 우사인 볼트도 고질적인 왼쪽 무릎 통증에 시달려야만 했다. 그런데 충격적인 사실은 우사인 볼트가 척추측만증을 가지고 있다는 것이다. 척추가 휘어지면서 골반이 틀어지고 달릴 때마다 왼쪽 골반이 지나치게 아래로 내려와 무릎 통증을 유발하게 됐다. 골반을 중심으로 다리가 아치형으로 이어져 있는데, 골반이 틀어지면 한쪽 무릎에 충격이 더 전해져 통증이 생긴다. 앉아 있을 때는 허리가 척추의 하중을 대부분 감당하지만 서 있을 때는 무릎이 체중의 대부분을 감당한다. 이때 골반이 틀어지면 양쪽 다리 길이에 차이가 생기고 체중 부하가 한쪽에만 더 실리는 것이다. 이런 경우 통증의 원인인 틀어진 골반을 바로잡는 것이 우선이다.

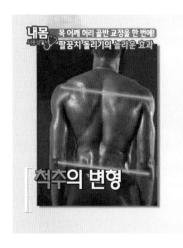
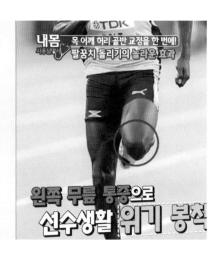

퇴행성관절염이나 육상선수 우사인 볼트가 겪은 척추측만증 사례를 예로 든 것은 근육의 힘을 키우는 것이 얼마나 중요한지를 일깨우기 위해서다. 이런 악순환의 반복을 깨는 가장 좋은 방법은 척추를 바로 세울 근육의 힘을 기르는 것이다. 그리고 근육의 힘을 기르기 위해서는 운동이 최선의 치료다.

척추를 바로 세워주는 팔꿈치 돌리기 운동

관절이 체중을 지지하는 것을 가장 많이 도와주는 곳이 바로 허벅지 근육, 대퇴사두근이다. 이 근육들은 무릎을 펴는 데 사용되는 근육으로 잘못된 척추 자세에 따라 무릎이 구부정한 자세가 오래 지속돼 관절을 펴는 동작이 줄어들면, 대퇴사두근이 빨리 약해진다. 결국 무릎이 약해지고, 햄스트링이 짧아지면서 무릎이 구부정한 채로 굳어진다. 또 관절 속의 압력은 힘을 가하며 구부릴수록 높아지는 원리로 동작한다. 구부러진 무릎으로 계속 체중을 지지하면 연골은 더 빨리 닳는 악순환이 생긴다. 그래서 척추 자세의 영향으로 골반이 틀어진 환자들의 무릎을 살펴보면 대부분 O자형 다리나 일부 X자 형태의 변형된 다리 모양을 가지고 있다. 이것도 관절면의 어느 한쪽을 좁게 만들어 관절염을 일으킨다.

굽은 등과 어깨를 펴라

팔꿈치 돌리기 운동의 가장 큰 장점은 단순한 동작을 반복하는 것만으로도 부작용 없이 척추의 건강을 얻을 수 있다는 데 있다. 팔꿈치 돌리기 운동은 어깨 근육으로 인해 틀어진 척추를 바로잡는 데도 적절한 운동법이다. 어깨 근육과 밀접한 연관이 있다고 생각하는 사람은 많지 않다. 하지만 틀어진 어깨 즉, 굽은 자세로 인해 척추가 좋지 않은 영향을 받아 통증을 호소하는 경우가 많다.

팔꿈치 돌리기는 기립근과 코어근육 같이 척추를 둘러싸고 있는 근육들을 이완 및 강화시켜 통증을 없애준다. 이 근육들은 척추를 바로 세워주는 역할을 한다. 두 번째 효과는 이 근육들을 이완시키고 강화하는 과정에서 혈액순환이 촉진된다는 것이다. 세 번째는 팔꿈치 돌리기를 하면 호흡과 관련된 가슴과 등의 근육이 자극돼 폐활량이 증가하면서 면역력을 높인다.

이 운동은 굉장히 좋은 요소가 많이 들어있는 운동이다. 손가락 끝으로 어깨를 향하면 자연스럽게 팔 전체가 내회전 되면서 견갑골 끝 견봉이 아래, 앞쪽으로 내려오지 않게 막아준다. 또 팔꿈치가 구부려져 상완골의 머리를 수축 상태의 이두박근이 견봉 밑에 잘 있게 잘 눌러준다. 그래서 인대가 긁힐 수 있는 조건을 최대한 차단해준다. 또 팔꿈치를 앞에 모아서 올려주면, 견갑골 안쪽과 밑에서 올라오는 근육들을 전방으로 끌어올리게 돼 굽은 자세에서 아래로 처지기 쉬운 견갑골을 등판에 바짝 붙여주기 때문에 흉곽이 위로 들려져 흉추를 앞에서 끌어올리는 데 도움을 준다. 즉, 팔꿈치를 어떻게 돌리느냐에 따라 흉곽이 넓어지고 흉추가 펴지는 것이다. 때문에 팔꿈치 돌리기 운동으로 목과 허리의 균형을 잡아주면서 굽은 어깨와 등이 펴지는 원리다.

앞으로 쏠린 무게 중심을 세워라

어깨가 굽었다는 것은 신체 균형이 앞쪽으로 쏠려 무너졌다는 의미다. 이 상태에서 단순히 근육을 기르기 위해 가슴, 팔 등 상체 앞쪽을 단련하는 운동을 하면, 앞쪽으로 쏠리는 현상은 심해진다. 이렇게 되면 가슴 근육(특히 소흉근)이 짧아지면서 어깨와 등을 앞으로 잡아당기고, 등 근육은 늘어난다. 등 근육이 이완된(늘어난) 상태가 오래 가면 어깨가 쉽게 굽는 체형이 되고, 굽은 어깨를 방치하면 흉곽출구 증후군이 생길 수 있다. 흉곽출구는 쇄골 안쪽에 있는 쑥 들어간 공간이다. 어깨가 굽으면서 뭉친 근육이 신경이 지나는 통로를 좁게 만든다. 이곳을 통과하는 신경은 주로 팔과 가슴으로 간다. 때문에 팔에 피가 안 통하는 것처럼 저리고 쑤시며, 가슴이 뻐근한 증상이 나타난다.

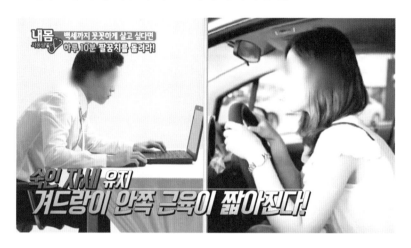

미국의 유명 자세전문가인 피트 에고스큐(Pete Egoscue)는 어깨 관절의 건강을 이야기할 때 움직임 상자 개념으로 설명했다. 움직임 상자란 말 그대로 신체가 움직인 범위를 상자로 그리는 개념으로 현대인들은 좁은 상자 범위 안에서만 움직이기 때문에 이 상자가 작을수록 통증의 원인이 된다고 했다. 팔꿈치 돌리기 운동은 이 움직임 상자를 크게 넓혀주고, 다양한 방향으로 신체를 움직임이게 함으로써 어깨 및 척추 자세를 건강하게 만든다고 볼 수 있다.

어깨의 경우, 굽은 자세에 큰 영향을 주는 근육이 바로 어깨의 내회전 근육과 외회전 근육이다. 쉽게 말해 팔씨름을 잘 하려면 내회전근이 튼튼해야 된다. 가슴 쪽에 있는 내회전 근육이, 등쪽 날개 뼈를 덮고 있는 외회전 근육보다 더 강해야 하는 것이 정상이지만, 외회전근이 과도하게 약해지면 자세도 나빠지고, 목, 등, 어깨에 각종 질환의 원인이 된다. 그래서 굽은 어깨 교정을 위해서는 견갑골을 가운데로 모아주는 근육과 (능형근, 승모근), 어깨를 뒤쪽으로 당겨주는 외회전근을 더 단련시켜주는 것이 필요하다.

근력이 증가하면 어깨와 팔의 통증이 줄어든다. 날개 뼈와 어깨관절은 또 하나의 축이다. 날개 뼈는 몸통에 붙어 있고 어깨 관절은 날개 뼈에 붙어 있다. 척추가 흔들리면 모든 관절이 흔들리듯이, 날개 뼈가 흔들리면 어깨와 팔이 흔들려 통증이 발생한다. 날개 뼈가 몸통에 잘 붙어 있도록 날개 뼈를 잡아주는 근육들을 강화시키는 것이 중요하다. 어깨 관절은 팔을 움직이는 축이다. 많은 사람들이 허리와 무릎 통증 다음으로 어깨관절 통증을 호소하는데 이 축을 흔들리지 않게만 하여도 어깨 통증의 절반 이상을 줄일 수 있다.

한쪽 어깨가 올라가 있으면 척추 측만(側彎)을 유발할 수 있다. 자세히 살펴보면 첫째, 목뼈와 등뼈(경추와 흉추)의 측만을 유발할 수 있고 둘째, 목 어깨 및 등 부위 근육의 평상시 활성도 좌우 차이를 유발할 수 있다. 이런 자세가 오래 지속되면 한쪽 목, 어깨 및 등 근육이 반대쪽에 비해 근육 활성도가 줄어드는 문제가 생긴다. 다시 말해 원래 길이보다 늘어나 있는 상태로 오래 지속되면서 근육이 약해져 큰 힘을 요하는 동작을 수행할 때 손상의 위험이 증가한다. 셋째, 반대쪽 목, 어깨 및 등 근육은 거꾸로 너무 긴 시간동안 과도하게 활성화되면서 근육의 길이 자체가 짧아지게 되고 늘 단단하게 뭉쳐있게 되고 그로 인해 혈액순환이 부족해진다. 이것 때문에 근 세포 내 노폐물의 배출과 에너지원 공급이 어려워지는 과정을 거치며 만성 통증을 유발하는 통증유발점으로 변한다. 몸이 기울어지면서 전체의 균형이 깨지는 결과가 생긴 것이다.

사실 자세가 좋아지려면 근력이 좋아졌는지도 확인해야 한다. 왜냐하면 단기간 자세가 좋아졌다 해도, 그 자세를 유지하는 데 필요한 근력이 실질적으로 증가하지 않으면 금방 다시 무너지기 쉽기 때문이다.

팔꿈치 돌리기 운동의 놀라운 효과

어깨와 척추의 자세를 교정한다

팔꿈치 돌리기는 목부터 발까지 좋은 자세를 계속 유지하게 해주고, 그에 필요한 근육을 강화, 또는 스트레치 해주기 때문에, 전신 자세를 모두 교정해주는 효과를 준다.

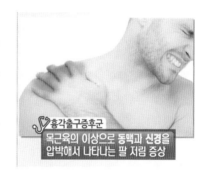

① 팔꿈치를 내측으로 들어 올리는 자세는 목의 옆 근육과 뒤 근육을 이완시켜서 두통이나 팔 저림, 현기증 등을 유발하는데 이런 증상 호전에 도움이 된다.
② 손목을 최대한 구부려 손가락 끝이 어깨에서 떨어지지 않게 팔꿈치를 최대한 구부린 상태로 지속적인 운동을 하는 동작은 테니스 엘보, 즉 바깥쪽 팔꿈치 통증 환자에게 반드시 필요한 스트레칭 동작이다.
③ 팔꿈치 굴곡자세로 팔꿈치 끝을 안쪽을 향하게 위로 쭉 들어 올리

는 동작은 좀처럼 스트레칭하기 어려운 대흉근과 소흉근, 그리고 견갑하근 이라는 어깨의 내회전근 그룹(앞에서 굽은 어깨를 유발하는 근육이라고 설명했다.)을 강하게 스트레칭해주는 효과가 있어 그쪽의 근육통을 완화해줄 수 있다.

④ 어깨 내회전근 그룹과 쇄골, 측면 목 근육은 목에서 팔 쪽으로 나가는 팔신경다발과 심장에서 올라와 팔로 들어가는 상완동맥이 신경−혈관다발을 압박해서, 흉곽유출증후군이라는 질환을 유발할 수 있는데, 본 운동은 이러한 목과 겨드랑이 흉곽유출증후군의 키포인트들을 모두 이완, 넓혀주는 효과가 있다. 목 디스크는 없는데, 어깨와 목을 움츠린 자세에서 금방금방 팔이 저려오는 환자에 아주 큰 치료 효과가 있다.

⑤ 견갑골 끝 견봉이라는 부위가 상완골두를 덮어 누르며 회전근개를 압박해서 충돌증후군, 회전근개 손상, 견봉 하 활액낭염 등 팔을 들어 올릴 때 어깨통증을 유발하는 여러 질환들을 유발할 수 있다. 이 운동을 통해 견갑골두가 상승, 전체 견갑골이 등 쪽으로 좋은 위치를 찾아가는 데다가 좋은 위치를 유지하는 데 필요한 근력까지 강화해줄 수 있기 때문에 어깨 질환에도 매우 좋은 운동이 된다.

⑥ 좀처럼 치료하기 어려운 통증부위인 견갑골 사이의 통증에 효과가 있을 수 있다. 이곳을 구성하는 근육은 능형근, 흉추기립근, 승모근, 아래로 좀 내려가면 늑골이 끝나는 지점부터 "ㅅ"자 모양으로 내려가는 요근(Psoas) 등이 있는데, 모두 견갑골 사이와 위쪽 등 통증을 일으키는 주범이다. 좀처럼 자극받기 어려운 부위라 꾸준

히 하면 좋은 치료효과를 얻을 수 있다. 이렇게, 팔꿈치 운동은 자세교정, 질환치료 두 가지 효과가 있다.

팔꿈치 돌리기 운동을 할 때는 어깨 관절이 돌아가면서 등 근육이 같이 움직인다. 등 근육은 크게 광배근, 승모근, 척추기립근, 극하근, 대원근, 능형근으로 이루어져 있고 모두 몸의 중심 근육이기 때문에 어깨, 목, 허리까지 영향을 준다. 또한 우리 몸을 지탱하

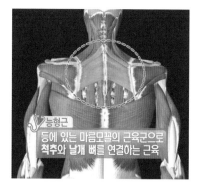

능형근
등에 있는 마름모꼴의 근육군으로 척추와 날개 뼈를 연결하는 근육

는 척추를 보호하는 근육이 등 근육이다. 우리가 상체를 꼿꼿이 세울 수 있는 것은 척추 덕이 아니다. 척추는 뼈와 신경일 뿐 우리 몸을 지탱하는 것은 허리 부분에 길게 세로로 뻗은 '척추기립근'이란 근육이다. '기립근'이란 이름에서 알 수 있듯 이 근육은 우리 몸을 똑바로 세우는 일을 한다. 이 근육이 약해지고 뒤틀리면 허리 통증이 발생하고 허리디스크 같은 질환에 노출된다. 척추기립근이 약해지면 오히려 구부정하게 있는 것을 편히 여겨 더욱 근육이 약해지고 뒤틀리는 악순환이 발생한다.

척추기립근이 힘이 있고 건강하면 상체가 꼿꼿하게 서 추간판에 가해지는 압력이 줄어든다. 마치 양질의 시멘트를 쓰면 철근을 잘 보완해서 건물이 튼튼하지만, 모래 섞인 저질의 시멘트가 쓰이면 지탱을 해주지 못해 철근에 부하가 그대로 전달되어 건물이 금이 가고 부실해지는 것과 같은 이치이다. 허리근육이 강하면 다소 무리한 운동이나 척추 충격이라도 충분히 흡수해서 통증을 느끼지 않는다. 반대로 근육이 약해지

면 그만큼 척추가 감당해야 하는 부하가 커져 요통과 각종 척추질환의 원인이 된다. 처음에는 근육질환으로 시작하지만 만성화되면 척추에까지 영향을 끼치게 될 수밖에 없다.

특히 팔꿈치 돌리기 운동은 길어지고 약해진 능형근을 강하게 만들어주는 효과가 있다. 능형근은 우리가 흔히 날개뼈라고 부르는 견갑골 안쪽에 위치하는데 장시간 어깨를 웅크리고 책상에 앉아서 일할 때 잘 뭉친다. 이 근육이 뭉치면 견갑골의 안쪽, 등 한가운데에서 통증이 발생하고 능형근이 지나치게 약해질 경우 굽은 어깨, 굽은 등 자세를 만들기도 한다. 그런데 능형근은 직접 손으로 지압하기가 쉽지 않아 자극을 주기 힘든데 팔꿈치 운동을 하면서 뒤로 돌릴 때 날개뼈가 뒤로 조여지면서 척추 방향으로 잡아 당겨져 능형근이 강해지도록 자극을 받는다.

몸 한 곳에 통증이 발생했다는 것은 이미 우리 몸 전체의 균형이 깨졌다는 신호다. 가장 취약한 부위로 통증이 먼저 나타났을 뿐 다른 부위에는 문제가 없다는 뜻은 아니다. 목과 어깨가 아픈 경우 통증의 원인이 허리나 다리에 있을 수도 있고 종아리가 심하게 굳어 있으면 등과 허리가 함께 굳어 허리 통증이 발생할 수도 있다. 그래서 우리 몸 어딘가에서 통증이 나타나면 해당 관절이나 근육을 제일 먼저 의심해봐야 한다. 우리 몸은 전후 – 좌우 – 상하의 근육들이 균형을 이루고 있어야 한다. 어느 한 부위라도 균형이 무너지면 그 영향이 몸 전체로 전달된다. 즉 잘못된 생활습관이나 근육의 과도한 사용으로 인해 하나의 근육이 짧아지면 그와 연결된 반대쪽 근육과 위아래 근육이 상대적으로 늘어난다. 이런 불균형한 상태가 길어지면 체형이 변해 결국 만성 통증으로 이어진다.

신경, 근육, 혈액순환을 개선한다

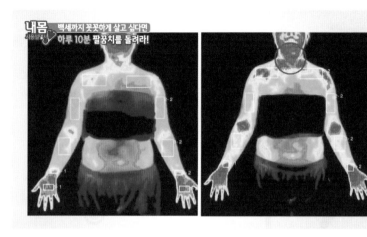

팔꿈치 돌리기 운동의 두 번째 효과는 혈액순환을 원활하게 해준다는 것이다. 신체에 뒤틀린 곳이 있으면 골격 전체의 균형이 깨져 혈관과 림프관이 압박을 받아 혈액과 림프의 흐름이 정체된다. 그것이 말초신경의 혈액순환 악화로 이어져 결국 냉증을 비롯해 여러 가지 질병을 유발하는 것이다. 특히 쇄골 주변의 림프절은 얼굴이나 목에서 흐르는 림프액이 통과하는 지점이고, 옆구리 주변에는 혈액과 림프관이 지나는 부위다. 팔꿈치 돌리기 운동을 하면 쇄골 부위와 옆구리가 자연스럽게 자극돼 혈액 순환이 원활해진다. 운동을 하다보면 겨드랑이 아래에 있는 많은 혈관과 림프관의 혈액과 림프의 흐름이 좋아지면서 냉증 역시 자연스럽게 개선될 수 있다.

팔꿈치 돌리기를 하면 견갑골 안쪽의 능형근이 강화된다. 그런데 견갑골과 그 주변에는 갈색지방세포가 대단히 많이 분포되어 있다. 갈색지방세포란 우리가 식사를 통해 섭취한 칼로리를 에너지로 방출하는 역할을 하는 세포다. 그렇기 때문에 이 부위를 자극하면 지방이 쉽게 연소되고 근육 속 많은 혈관들의 혈액순환이 원활해진다.

기초대사가 떨어지는 갱년기나 노년기에 갈색지방이 줄고 백색지방이 늘면서 견갑골 속옷라인을 따라 군살이 많이 붙는다. 그런데 팔꿈치 돌리기를 하면 견갑골 주변이 자극되면 기초대사가 좋아지고 열 발생이 많아져 꾸준히 할 경우 어깨 결림뿐만 아니라 지방살 제거에도 도움이 된다. 또한 우리 몸의 근육은 선순환을 한다. 한 곳이 좋아지면 연계된 근육이 활성화되고, 한곳이 나빠지면 연계되어 줄줄이 나빠진다. 꾸준히 운동을 함으로써 신체 전반적인 대사가 좋아지고 변비, 부종, 냉증 등에도 도움이 될 것으로 보인다.

우리 몸의 중심을 잡아주는 데는 척추뿐 아니라 골반도 중요한 역할을 한다. 그런데, 척추나 골반이 틀어지면 혈액순환이 원활하지 않다. 그로 인해 여러 가지 장애가 나타나는데, 첫째, 셀룰라이트가 증가한다. 골반이 틀어지게 되면 고관절 주변에 혈액 순환과 림프 순환이 잘 되지 않아 엉덩이 아래쪽, 다리 쪽의 회전이 변이가 되면서 순환계가 원활해지지 않는다. 이는 지속적인 노폐물의 축적으로 이어지게 돼 하체 비만을 부르고 엉덩이 아랫부분, 종아리나 허벅지 부분에 축적된 노폐물들이 장기간 축적돼 지방과 엉겨 붙는 셀룰라이트라는 조직이 생긴다. 이 것은 절대 몸 안에서 분해되지 않는 조직이기 때문에 웬만해서는 빠지기 힘들다.

둘째, 하체 부종과 하지정맥류를 유발한다. 골반이 틀어지면 하체에서 상체로 올라가는 순환이 떨어진다. 특히 하체로 순환되던 체액이 상체로 올라가지 못하는 경우 부종이 심해지는데 이런 정도가 심하면 하지정맥류가 생길 수 있다. 골반의 틀어짐이 심해서 골반 주변부의 크게 흐르는 정맥의 순환이 떨어지기 때문에 혈액이 자꾸 몰려서 하지정맥류가 나타나는 것이다.

　호흡 기능 개선으로 면역력이 높아진다.

　폐활량을 늘려 면역력을 상승시킨다. 호흡과 근육은 밀접한 관련이 있다. 숨을 쉴 때 가슴 쪽 근육을 만져보라. 자극되는 게 느껴질 것이다. 현대인들은 의자에 오랫동안 앉아있거나 컴퓨터를 하고 등이 굽은 상태로 일하기 때문에 호흡에 관여하는 가슴과 등 근육이 제대로 작용하지 않는다. 팔꿈치 돌리기 운동의 포인트는 어깨관절이다. 팔꿈치는 어깨 관절의 운동 효과를 돕기 위해 접는 자세를 하는 것이다. 어깨 관절을 정확하게 돌려주면 관절의 직접적인 건강은 물론 어깨와 연결된 가슴 쪽 근육과 등 근육 모두를 자극하여 호흡을 원활하게 해준다. 호흡이 원활해지고, 폐활량이 늘어나면 혈액순환에도 도움이 되고 결국 면역력도 높아진다.

　이와 더불어 내부 장기의 기능까지도 좋게 해준다. 운동을 통해 흉곽을 상당히 많이 확장시켜주고, 주 호흡근육과 횡경막을 단련시키고, 목의 앞쪽에 주로 위치하고 있는 부 호흡근육의 지나친 긴장을 완화시켜줌으로써 폐활량 증가, 기침능력 증가 등 호흡 기능 개선에 상당히 큰 효과가 있다. 노년층의 자세 이상으로 인한 사망률 증가의 가장 큰 원인은 흉곽의 위축, 폐활량 감소에 의한 기침 능력 및 가래배출 능력 저하, 사례에 걸릴 확률 증가 등으로 인한 잦은 폐렴이다. 이를 예방할 수 있는 가장 중요한 운동이다. 또, 구부정한 자세가 심장과 장을 직접 압박하기도 하고, 해당 부위 척추에 존재하는 자율신경절의 기능을 저하시켜 심장과 장의 능력을 현저히 떨어지게 한다. 허리가 많이 굽은 노인들이 변비로 고생하는 이유도 바로 이것 때문이다. 이 운동은 소화기와 심장의 기능에 도움이 된다.

면역력을 좌우하는 기관 중에 하나가 바로 폐다! 한의학적으로 풀어보자면 폐장은 기를 주관하는 장기이다. 우리 몸의 에너지원으로서 작용하는 장기이기도 하지만, 대장과 더불어 팀이 되어 위기라는 면역기능계를 담당하며, 더불어 폐주피모(肺主皮毛)라고 하여 외부의 적으로부터 우리 몸을 보호하고 방어하는 작용을 한다. 또 다른 한편으로, 온몸의 혈액이 폐로 흘러 들어간다는 의미의 폐조백맥(肺朝百脈)이라는 말처럼 폐는 혈액의 순환에 관여하는데, 적혈구는 폐가 받아들인 산소를 몸의 여러 장기로 운반하고 백혈구는 외부의 나쁜 세균과 싸우는 식균(食菌) 작용을 한다. 림프구는 혈관 밖에서 병원균을 퇴치한다. 그러나 폐가 제 기능을 못하면 혈이 제대로 돌지 못하며, 더불어 적혈구와 백혈구의 활동력이 떨어져 아토피, 비염, 천식과 같은 난치성 알레르기 질환을 일으킨다. 다시 말해 폐가 건강해야 면역력도 상승한다.

팔꿈치 돌리기 운동을 배워보자

① 팔꿈치를 돌리는 쪽 손가락으로 가슴 위쪽의 근육에 손가락을 두고 팔꿈치를 옆구리에 붙인다. 팔꿈치를 위로 뻗어줄 때 어깨 뒤쪽 근육의 스트레칭 효과를 높이고 뒤로 돌릴 때 등 쪽 근육인 능형근에

힘이 들어갈 수 있도록 하여 어깨를 펴는 효과를 높이기 위함이다.

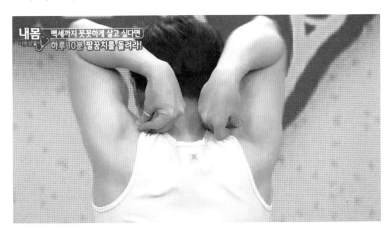

② 팔꿈치를 어깨 방향으로 올리고 그대로 멈춘다.

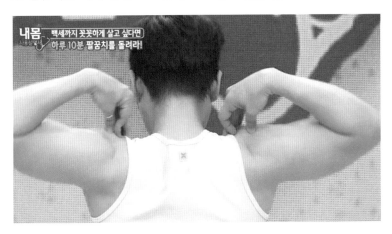

③ 팔꿈치가 천장을 향해 있다면 배에 댔던 손을 머리 너머로 돌려 팔
꿈치를 잡고 위로 끌어당긴다. 이때 최대한 팔을 쭉 위로 올려줘야

한다. 이는 어깨와 연결된 가슴과 등 근육의 스트레칭 효과를 높이는 것과 동시에 척추를 위로 늘려주기 위함이다.

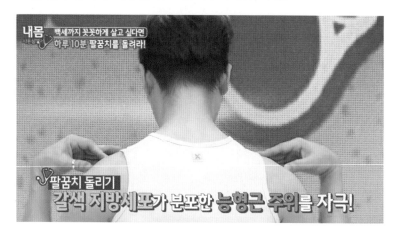

④ 팔꿈치가 천장을 향한 상태에서 반원이 그려지듯 팔꿈치를 아래로 내린다.

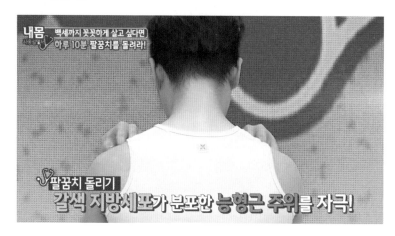

⑤ 손가락을 아래로 쓸어내리듯 천천히 팔꿈치를 돌려 허리 위치에 오
면 힘을 빼고 팔꿈치를 툭 떨어뜨린다. 힘을 빼고 팔꿈치를 떨어뜨
리는 것은 상부 승모근에 힘을 빼어 어깨 긴장을 풀어주는 것이다.

팔꿈치 돌리기 운동을 서서 할 때 몸이 뻣뻣하여 자세가 잘 안 나오거
나 힘들면 먼저 의자에 앉아서 팔꿈치 돌리기 운동을 시작하는 것이 좋다.

선채로 팔꿈치 돌리기 운동을 할 때 호흡법도 중요하다. 흉복식호흡
을 추천한다. 이 호흡은 마치 몸통에 코르셋 속옷을 입은 것처럼 늑골과
복부를 함께 조였다 풀었다 하는 방식이다. 흉복식호흡을 하면 늑골의
움직임을 통해 호흡근육의 스트레칭 효과를 높이고 횡경막이 폐와 복부
의 경계를 이루는데 숨을 들이쉴 때 횡경막이 충분히 내려가 폐로 가는
호흡량이 많아지고 산소도 풍부하게 될 수 있다. 흉복식호흡으로 횡경
막도 강화되어 척추를 강하게 할 수 있고 호흡도 잘되게 할 수 있는 것
이다. 앞으로 돌릴 때 들이마시고, 위로 올렸다 뒤로 돌리는 동작에서
내쉬는 호흡을 취하면 효과적으로 운동할 수 있다.

팔꿈치 돌리기 운동은 누구나 할 수 있는 간단한 운동이다. 그러나
운동 중에 뚝뚝 소리가 반복적으로 나면서 통증이 생기는 경우에는 아
직 진단받지 않았더라도 회전근개손상이 존재하거나 발생위험이 높을
수 있다. 견관절 내 혹은 관절주위 연부조직 손상으로 인해 오십견으로
진단받은 경우도 손상부위를 악화시킬 수 있으므로 팔을 들어 올리는
각도와 속도 범위를 반드시 조절해야 한다. 그리고 운동시 반복적으로
통증이 나타난다면 반드시 운동을 멈추고 의료진의 진단을 받는 것이
좋다.

발가락을 세워라

현대인들의 나쁜 자세는 주로 앞으로 숙여지는 자세다.

그래서, 무게 중심이 앞쪽에 쏠리는 경우가 많다. 그래서 발바닥에서 종아리, 뒤허벅지, 골반, 허리는 근막으로 연결되어 있는데, 발가락을 세우면 몸의 뒤쪽 근육들이 팽팽하게 당겨지면서 자연스럽게 무게중심이 뒤쪽으로 이동함으로써 앞으로 기울어진 골반을 바르게 세우는 데 도움을 주기 때문에 팔꿈치 돌리기와 함께 하면 운동 효과를 배로 높일 수 있다.

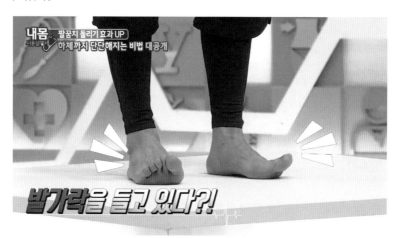

노인들 중에 허리가 굽은 경우를 간혹 본다. 오랜 세월 자세가 나빠서 생긴 몸의 변화다! 노화에 있어 가장 대표적인 것은 뇌 신경세포의 숫자와 기능이 떨어지는 것이고, 이것은 사지에서 근육량의 감소, 자율신경 조절능력의 저하로 나타난다. 근육량 감소의 경우, 기립자세 유지 근육(척추 주위 근육, 복근, 골반근육, 대퇴사두근, 종아리근육)들이 퇴화하면 사람의 몸은 구부정한 자세가 될 수밖에 없다. 물론 직업(직업적 동작의 대부분이 몸을 숙이는 자세), 외상력, 심리적 성향(수동적 심리 성향, 우울증 등은 구부정한 자세를 악화) 등 다양한 요인들이 특정 자세를 유발하고 이것이 노년기 자세 변화에 결정적 영향을 미칠 수 있다.

그런데, 발가락 세우기 운동을 꾸준히 하면 노화에 의해 무게중심이 앞으로 쏠리는 것을 예방 혹은 교정할 수 있다. 양쪽 다섯 발가락을 들고 팔꿈치 돌리기 운동을 하는 동안 계속 유지하게 되면, 자연스럽게 발 내재근 강화 및 족저근막과 종아리 스트레칭 효과까지 얻을 수 있다. 발바닥 근육과 허리 근육은 근막을 통해 연결되어 있다. 발가락 올리는 운동을 실시하면 발바닥 쪽 근막이 유연해지면서 동시에 허리 유연성이 증가한다.

골반 균형도 우리 몸의 중심과 균형을 잡는 데 반드시 필요하다. 척추가 우리 몸의 중심이라면 골반은 우리 몸의 주춧돌이다. 신체 균형의 변화를 관리해주는 골반은 상체의 무게를 하체로 전달하는 작용을 하고, 몸통과 하체에 분포되어 있는 대부분의 근육들이 부착되어서 움직임이 시작되는 곳이다. 때문에 골반에 변형이 오면 몸의 전후좌우가 틀어져 상반신의 균형이 무너지게 되고 균형이 무너진 상반신의 영향으로 골반의 변형이 가속되어 무릎이나 발목, 발가락 관절까지 큰 부담을 주게 돼 결국 하반신의 균형도 무너지게 된다. 이렇듯 골반이 틀어지면 하체에서 상체로 올라가는 순환이 떨어진다. 특히 하체로 순환되던 체액이 상체로 올라가지 못하는 경우 부종이 심해지는데, 이런 정도가 심하면 하지정맥류, 수족냉증이 생길 수 있다.

더 큰 문제는 골반의 불균형은 척추에 영향을 주게 되어 요통과 디스

크, 좌골신경통, 등배통, 견비통을 발생시킨다는 것이다. 골반의 비대칭
이 척추, 경추까지 영향을 주며 경추부가 틀어지게 되면 턱관절에도 영
향을 미쳐 악관절 변형이나 통증을 유발시키고, 안면비대칭으로 이어지
게 된다.

틀어진 골반 자가 체크법

첫째로 여성들의 경우에는 많이 들어봤을 테지만, 치마가 한쪽으로
돌아가는 경우다. 두 번째로 유독 신발 뒷굽이 안쪽 또는 바깥쪽만 심하

TIP 골반의 경사 체크하기

1. **골반의 수평 기울기를 관찰하는 법** : 골반의 앞뒤
   가장 튀어나온 뼈를 연결한 선이 수평에 가깝게
   유지되는 것이 정상이며, 앞으로 기울어진 자세
   가 골반전방경사, 뒤로 기울어진 자세가 골반후
   방경사 자세다.

2. **골반의 수직 기울기를 관찰하는 법** : 골반 위에 손
   을 그림처럼 놓은 뒤 거울 옆에서 골반의 기울기
   를 관찰한다. 손이 닿는 면이 지면과 수직이면
   정상이고, 앞으로 기울어지면 전방경사이며 반
   대로 뒤로 기울이지면 후방경사이다. 누운 자세
   에서도 골반 앞쪽 면이 편평하도록 놓으면 정상
   골반 위치를 찾을 수 있다.

게 닳았을 때로서 바로 휜다리 또는 골반 불균형이 다리 길이의 차이를 일으킨 것이다. 양 골반의 높이가 차이나면 양 다리 길이를 다르게 만들어 불균형한 걸음걸이가 되고 신발 뒤축이 닳는 속도를 다르게 한다. 세 번째로 골반이 틀어지면 아랫배가 불룩 나온다. 복부 내장기관은 복막이라는 얇은 막에 둘러 싸여있다. 골반이 뒤로 기울면 척추의 S자 곡선이 무너지고 어깨는 앞으로 기울어서 갈비뼈의 양쪽이 짓눌린다. 이때 갈비뼈가 복막을 내리누르면 복막이 밑으로 처지고 혈액순환이 나빠지면서 아랫배가 나오게 된다. 네 번째는 다리 사이가 벌어지는 'O'자 또는 'X'자 다리거나, 눕거나 엎드렸을 때 다리 길이에 차이가 나는 것도 골반이 틀어진 증상이다. 다리의 중심이 앞이나 뒤로 가면서 몸의 균형을 잡기 위해 다리의 변이가 일어나는 것이다.

내 몸의 중심을 바로잡는 운동법

디스크 통증을 완화시키는 '경침운동법'

경침(硬枕)운동은 흔히 목침이라고 부르는 경침을 이용하는 운동법이다. 경침운동은 경추부터 골반까지 주요 혈을 경침으로 자극해서 척추질환으로 인한 통증을 완화시켜주고 예방해주는 운동법이다.

목은 인체에서 가장 중요한 머리의 무게를 지탱하면서도 그 무게에 비해 굉장히 가늘고 약한 예민한 부위다. 또한, 뇌의 명령을 몸 전체에 전달하는 척수를 둘러싸고 있고, 심장에서 뇌로 들어가는 혈관들이 분포해있다. 이러한 경추의 자세가 잘못되면, 하부 척추까지 영향을 미쳐 각종 질병이 원인이 된다.

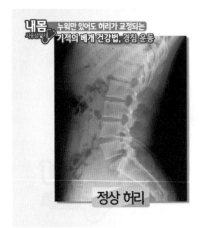
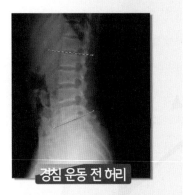

목뼈에서 출발한 신경은 목, 어깨, 팔을 거쳐서 손가락까지 연결되어 있다. 즉 목뼈 디스크가 신경을 누르게 되면 목, 어깨, 팔, 손가락의 통증과 저린 증상이 나타나는 것이다. 우리가 흔히 팔이 저리면 혈액순환의 장애를 의심할 수 있다. 물론 혈액순환의 장애 때문에 팔 저림 증세가 발생되기도 하지만 대부분의 원인은 목뼈와 상부 흉추의 틀어짐이 팔로 가는 신경의 전달을 방해하여 발생하는 것이다. 그런데 단단한 나무베개를 베면 경추가 압박을 받기 때문에 혈관이 수축한다. 그래서 혈관 속의 피가 순환속도를 빠르게 하고 신경도 자극하여 신진대사를 돕는다.

경침운동의 두 번째 효과는 바로 자율신경계 기능 강화다. 척추 옆에는 배수혈이라고 하는 각 장부의 기능을 조율하는 중요한 혈위들이 분포해 있다. 이 배수혈은 해부학적으로 자율신경절들과 유사한 위치에 있어, 척추 주변의 근육과 혈관들의 상태가 안 좋으면 자율신경계에 기능이 저하되어 손발이 차가워질 수도 있고, 심장박동, 호흡에도 영향을 줄 수 있고, 땀이 많아질 수도 있다. 이 때 등 부위의 척추뼈 중 가장 뒤로 튀어나온 부위(대개 7번 흉추) 위주로 경침을 대고 바로 누우면 배수혈(등쪽의 각 장기를 주관하는 혈 – 간수, 비수, 폐수, 심수, 신수 등)을 자극함으로써 오장육부의 균형과 자율신경계의 조절을 유도하여, 교감신경의 작용을 억제하여 흥분을 가라앉히고, 혈압을 낮추며 몸 전체의 항상성을 유지하게 도와준다.

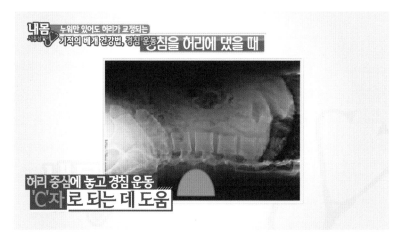

경추와 마찬가지로 요추 역시 정상적으로는 앞부분이 볼록한 C자 형태를 띠고 있어야 하는데, 경침을 허리에 대줌으로 해서 정상적인 만곡을 회복하는 데 도움이 될 수 있고, 더불어 허리 주변의 근육과 근막을 체중을 이용해서 지압과 유사한 자극을 주는 것을 기대할 수 있는데 이것은 일자허리의 교정과 디스크, 좌골신경통 예방에도 도움이 된다. 하지방사통의 90% 이상이 추간판탈출증으로 추간판이 신경뿌리를 눌러서 발생하게 되며, 허리척추 4번째 및 5번째 사이 혹은 허리척추 5번째 및 엉치척추 1번째 사이에서 잘 생긴다. 경침을 이용한 자극은 요추 주변의 근육과 근막을 이완시킴으로 해서 신경에 미치는 자극을 줄여주는 효과를 기대할 수 있다.

세 번째로 허리자세의 교정에도 영향을 준다. 허리디스크로 인한 통증은 비단 허리만의 문제가 아니다. 목부터 꼬리뼈까지 전체적인 균형이 깨지고, 신체 전반으로 안좋은 영향을 미치게 된다.

그렇다면 척추관은 왜 좁아질까? 척추후관절(척추를 지지해 주는 관절)의 변형, 척추를 둘러싸고 있는 인대의 비후(두꺼워짐), 추간판(디스크)의 퇴행성 변화 등이 원인이다. 나이가 들면 척추는 퇴행성 변화로 디스크의 수분 함량이 낮아지면서 미세한 균열이 생기는데, 이 상황이 지속되면 디스크의 높이가 낮아지면서 척추뼈 간격이 좁아진다. 또 골극이라는 작은 뼛조각들도 자라나고 주변 인대도 탄력을 잃고 두꺼워지기 쉽다. 이런 퇴행성 변화는 척추관 속의 신경을 압박, 증세가 나타나기 시작하며 이것을 방치하면 신경으로 가는 혈관이 막혀 신경이 붓는다. 이 부기는 다시 신경혈관의 혈액순환장애를 일으키면서 증세를 계속 악화시킨다. 그런데 디스크는 척추뼈 마디 사이에서 완충작용을 하는 물렁물렁한 조직이기 때문에 제자리를 잘 벗어나고, 그만큼 제자리로 잘 돌아가기도 한다. 때문에 경추척추관협착증 증상과 같은 퇴행성 질환을 예방하는 데 경침운동이 도움이 된다. 특히 그림과 같이 허리 중심부위에 경침을 받치면 일자허리의 교정효과를 얻을 수 있다.

경침 고르기

경침의 높이는 손가락 중 약지의 길이로 재는 것이 일반적이다. 일일이 길이를 재서 결정하기가 어려운 경우에는 키 160cm~170cm 내외는

6.5cm, 아주 큰 키의 경우는 7cm, 키가 작은 경우에는 6.0cm가 적당하다. 즉, 남녀 공히 6.5cm를 사용하면 무난하고, 키가 작다고 생각되면 6cm, 키가 상당히 크다고 생각되면 7cm를 고르면 된다.

운동 방법

먼저 경추에서 시작해서 흉추 7번, 엉치뼈의 순서로 내려가면 된다. 처음엔 적응이 되지 않아 아플 수도 있다. 최대한 목을 천천히 돌려주고, 그래도 아프다면 경침이나 페트병 위에 부드러운 수건을 깔고 하면 된다. 서서히 적응되면 돌리는 속도를 늘려주고, 수건을 빼고 하면 된다.

1. 편안한 자세로 누워 좌우로 목을 천천히 돌려준다.
2. 동작을 최대한 천천히 반복하되, 목이 부드러워지면 돌리는 속도를 늘려준다.

흔히 도리도리 운동을 할 때 꼭 경추 6, 7번을 자극해야 좋다는 속설이 있지만 그것은 잘못된 정보다. 임상적으로 경추 6, 7번은 디스크가 유발되는 부위라 그렇게 말하는 것이다. 그러나 경침운동시, 일부러 그 부위를 자극하기는 힘들다. 일반적인 경침운동을 통해서 경추의 좋은 만곡을 유도해 주기 때문에 굳이 경추 6, 7번을 자극하지 않아도 자연스럽게 디스크를 예방할 수 있다. 경침의 도리도리 운동은 후두부의 혈위 (천주 - 고혈압, 견배통 / 뇌공 - 두통, 불면 /풍지 - 중풍예방, 어지럼증, 두통 / 아문 - 목을 재낄 때 많이 꺼지는 곳, 언어장애 / 풍부 - 신경쇠약, 경련)를 골고루 자극해주기 때문에 도리도리 운동만 꾸준히 해도 다양한 질병을 예방할 수 있다.

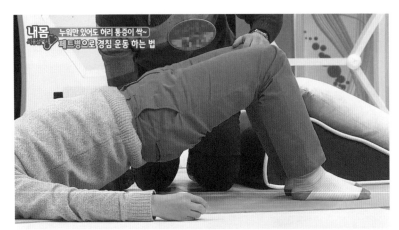

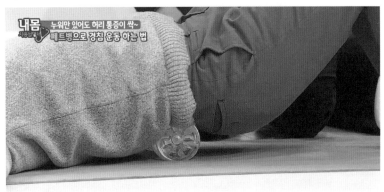

맥켄지운동법

가장 손쉬운 운동은 맥켄지운동법이다. 첫 번째 방법으로 주먹을 쥔 손으로 아래턱 부분에 대고 머리를 그대로 뒤로 수평이동 시키는 운동으로 경추 주위 근육의 단축이나 피로가 있는 사람은 간단한 이 동작만으로도 목 뒤쪽으로 통증을 느낄 수 있다. 일반적으로는 시원한 느낌이 들어야 정상이다.

이 동작에 익숙해지면 이번에는 뒤로 머리를 수평 이동시킨 상태에서 목의 굴곡, 신전, 측굴 등의 운동을 해주도록 한다. 조금씩만 움직여줘도 상당한 스트레칭 및 운동효과를 기대할 수 있다. 경침운동과 동일한 운동 효과를 기대할 수 있고 경추의 만곡을 회복하는 데 도움이 된다.

경침운동은 부위별로 1~2분을 지키는 게 좋다. 경침은 말 그대로 딱딱한 베개라 장시간 있거나 자버리게 되면 근경직을 유발하여 위험하다. 효과도 경감될 뿐더러 오랫동안 하고 일어설 때 통증이 심할 수 있다.

현재 급성 염증 상태의 통증이 심한 디스크 환자와 압박골절이 의심되는 골다공증이 심한 노인과 알러지가 심하거나 접촉성 피부염이 있는 질환자는 피하는 것이 좋다. 그리고 불안정성이 심하여 수술이 고려되는 전방전위증 환자에게는 금기다.

scalp

현대인들에게 탈모는 더 이상 중년 남자들의 전유물이 아니다. 스트레스와 화학
용품의 사용, 인스턴트 음식의 섭취가 늘어나면서 20~30대 젊은이, 여성들도
탈모의 고민이 시작됐다. 건강한 두피를 유지하는 방법은 간단하다. 유해한 환경
에서 멀어지면 된다. 올바른 샴푸방법부터, 두피를 건강하게 하는 운동과 음식들
까지 〈내 몸 사용설명서〉가 제안하는 다양한 건강 솔루션을 따라가보자.

Chapter 9

두피

동안의 경쟁력,
두피

두피가 건강해야 머리카락이 건강하다

동안을 유지하는 비결에는 무엇이 있을까? 아무래도 탈모를 우선으로 꼽는 사람들이 많을 것이다. 탈모를 막는 데는 무엇보다 두피의 건강을 유지하는 것이 우선이다. 그런데 탈모를 걱정하지만 정작 두피를 걱정하는 사람은 많지 않다. 두피가 머리카락에 가려 소홀히 관리하는 경향이 많기 때문이다. 우리의 실제 생활 속에서 무심코 사용했던 습관들이 사실은 우리의 두피를 아프고 늙게 만들고 있다는 것을 기억해야 한다.

나이에 따라 차이가 나지만 정상적인 모발은 하루에 50~100개 정도

빠지는 것이 보통이다. 하루에 100개 이상의 모발이 빠진다면 탈모를 의심해야 한다. 그렇다면 머리카락이 잘 빠지지 않기 위해서 어디가 가장 건강해야 할까? 바로 두피다. 땅이 좋아야 그 위에 자라는 식물이 건강한 것처럼 두피가 건강하지 않으면 모근이 약할 수밖에 없고 자연스럽게 탈모가 시작된다.

그동안 탈모는 남자들의 전유물로 40~50대의 상징이라는 고정관념이 강했다. 그러나 최근 들어 스트레스와 화학용품의 사용, 인스턴트 음식의 섭취 등 외부 환경 요인들이 늘어나면서 30대 이하의 젊은이들에게서도 54% 정도 나타나고 있고 그 중에서 여성의 비중이 48%나 될 정도로 변하고 있다.

남성과 여성의 탈모는 형태와 발생 원인에서 차이가 있다. 남성들의 탈모는 M자나 U자 모양으로 이마가 넓어지는 특징을 보인다. 이것은 유전적 요인으로 남성 호르몬 중에서 테스토스테론이 정수리, 앞이마 등에서 디하이드로테스토스테론(DHT)으로 과도하게 많이 대사되기 때문이다. 이 DHT가 탈모를 유발한다. 만약 여성들에게 남성형 탈모가 나타난다면 갱년기를 겪고 있거나, 간 기능 이상으로 체내 여성 호르몬의 분비가 급격히 줄어들면서 남성 호르몬을 분해하지 못하기 때문이다. 대부분의 여성형 탈모는 다낭성난소증후군, 다이어트로 인한 영양결핍(철분, 아연, 마그네슘 등), 스트레스 등의 후천적 요인으로 발생하며 정수리 부위의 모발이 점점 가늘어지거나 가르마 부위에 심하게 탈모가 나타난다. 출산으로 인해 생기는 탈모도 있다. 보통 여성들은 출산 후 3개월 내외에 급격한 탈모를 경험하는 경우가 있다. 이것은 생리적 탈모로 임신 기간 중에 에스트로겐의 증가로 머리카락이 빠지지 않고 있다가 출산 후 한꺼번에 빠지는 증상 때문이다. 보통 6개월이 지나면 자연 회복되지만, 탈모 유전력이 있거나 6개월 후에도 지속된다면 전문의의 상담을 받아야 한다.

그렇다면 건강한 두피의 조건은 무엇일까? 일단 두피는 너무 건조해서도, 반대로 너무 유분이 많아도, 좋지 않다. 각질층에 존재하는 수분의 양은 평균 15%~20% 미만을 유지하고 두피와 모발 표면에 얇은 피지막이 형성되어 윤기 있고 매끄러운 상태를 유지하는 것이 중요하다. 또 연한 살색 또는 연한 청백색의 맑고 투명한 톤을 띠며 모공 주변이 깨끗하고 모공의 상태가 마치 웅덩이가 형성되어 있는 것처럼 오목하게 되어 있는 것이 좋다. 또 모발의 수가 많고 두께도 굵어야 한다.

어린 두피의 적(敵) 계면활성제

계면활성제는 우리가 사용하는 대부분의 샴푸에 포함되어 있다. 계면활성제란 물과 기름이 잘 섞이게 해주는 물질로 우리의 생활 속에 굉장히 다양하게 사용되고 있다. 마요네즈를 만들 때도 기름과 식초가 잘 섞이도록 계란노른자를 넣는데 이 계란노른자의 '레시틴' 성분이 천연 계면활성제다. 또 각종 세제에도 계면활성제가 들어가 있다. 옷이나 우리 몸에 묻은 기름은 물로는 잘 씻기지 않는다. 그럴 때 계면활성제를 사용하면 비로소 기름때들이 물에 섞여 씻겨나간다.

샴푸를 사용하는 습관에 따라 우리의 두피가 고통을 받을 수도 아니면 피해갈 수도 있다. 우리가 사용하는 일반 샴푸에는 약 30여 가지의 화학 성분이 포함되어 있다. 이 중 합성계면활성제는 거품으로 노폐물을 제거해주지만 한편으로 가려움증이나 건조함을 유발하기도 한다. 일본 미에대학교 의학부는 쥐의 털을 제거한 다음 한쪽에는 합성계면활성제가 빠진 천연 샴푸를 바르고 다른 쥐에는 합성계면활성제가 들어있는 합성 샴푸를 피부에 발랐다. 7일 후 합성 샴푸를 바른 쥐에는 출혈이 있어났고 10일 후에는 털이 모두 빠지고 진피가 벗겨졌다고 한다. 반면 10일 후에도 천연 샴푸를 바른 쥐에게는 아무런 변화가 없었다.

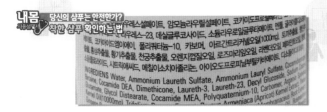

대표적인 천연 계면활성제에는 '○○글로코사이드'라는 이름이 뒤에 붙어 있다. 코코글루코사이드, 라우릴글루코사이드, 데실글루코사이드 등이 바로 그것이다. 글루코사이드라는 이름이 붙어있는 계면활성제들은 코코넛오일과 과일 포도당 성분으로 합성한 성분으로 대표적인 천연 계면활성제다. 또 LES(=Disodium Laureth Sulfosuccinate, 디소디움라우레스설포석시네이트의 약자), 코코베타인 등도 대표적인 천연 계면활성제다.

반면 과도하게 사용하면 두피의 알러지를 유발하고 모낭에 자극을 주어 탈모를 유발하는 대표적인 화학계면활성제는 '소듐○○'이라는 이름이 앞에 붙어 있고, 소듐라우릴설페이트(SLS)와 소듐라우레스설페이트(SLES), 그리고 암모늄으로 시작하는 암모늄라우릴설페이트(ALS)와 암모늄라우레스설페이트(ALES) 등이 있다.

합성계면활성제는 대부분 석유에서 추출한 합성물질로 만든다. 이 물질 자체가 피부를 자극하는 효과가 있다. 하지만 강력한 세정효과가 더 문제가 된다. 두피를 포함한 피부는 자연적으로 천연보습인자를 분비한다. 합성계면활성제의 강력한 세정력이 피부에 있는 천연보습인자들을 걷어내면 건조한 피부를 만든다. 건조한 피부는 탄력을 잃게 되고 노화가 이루어져 결국 탈모가 진행된다.

소듐라우릴설페이트 성분은 화학계면활성제 중에서 가장 많이 사용된다. 내분비계 독성 유발물질로 불임과 성장장애 및 알러지가 유발될 가능성이 있다. 또 눈 발달이 지연되고 백내장 유발의 가능성이 있다. 화학계면활성제는 대부분 '설페이트'라는 이름이 뒤에 붙어 있다. '설페이트' 성분이 피부에 남아있으면 피부가 자극되고 부식을 유발해 모발이 가늘어져 탈모가 유발된다.

하지만 우리의 생활에서 샴푸를 포함해 화학계면활성제가 들어가지 않은 제품을 찾기란 거의 불가능하다. 또 현재 시중에 판매되는 제품은 식품의약품안전처의 심의 기준을 통과한 것이기 때문에 인체에 무해한 수준의 양만 함유돼 있다. 단, 사용하고 깨끗하게 씻어내야 안전하다는 전제가 있다.

그렇다면 샴푸 후 세정은 어느 정도로 헹궈야 할까? 계면활성제의 위험을 최소화하려면 깨끗한 세척이 필수적이다. 남성들의 경우 샴푸의 사용량을 과도한 경우가 많다. 샴푸 1회 권장량은 500원짜리 동전 하나 크기가 적당하다. 많이 쓰면 깨끗해질 것이라는 생각은 오해다.

새로운 탈모방지법 '노푸'

'노푸'는 'No Shampoo'의 줄임말로 샴푸 없이 물로만 머리를 감고 헹궈내는 방법이다. 제시카 심슨, 기네스 펠트로, 조니 뎁, 로버트 패틴슨 등의 할리우드 스타들이 탈모 방지를 위해 '노푸'에 동참하는 것이 알려지면서 최근 들어 유행되기 시작했다. 그러나 이들보다 훨씬 이전부터 '노푸'를 해온 사람이 있다. 일본 노화예방치료병원의 우츠기 류이치 원장은 두피가 반복적으로 붉어지는 발진에 시달리면서 샴푸와 비누를 전부 끊은 채 7년 동안 물로만 머리를 감았다. 그러자 3개월 째 접어들자 머리카락에 힘이 생기고 불쾌한 냄새가 사라졌으며 3년째부터는 머리숱이 늘어나는 경험을 했다.

그렇다면 '노푸'가 두피에 좋은 점은 무엇일까? 샴푸로 머릿속 피지를 씻어 없애면 정상적으로 유지되어야할 피지까지도 모두 사라지게 된다. 그러면 부족해진 피지를 보충하기 위해 두피가 피지를 대량으로 만들게 된다. 그 결과 피지 샘이 커져 쉽게 산화가 일어나 염증으로 이어진다. 결국 피지 샘이 커지면 머리카락으로 공급되어야 할 영양분이 대부분 피지 샘으로 흡수돼 모발이 더 이상 성장할 수 없어 가늘어지거나 짧아지게 된다.

내 두피 타입은?

사람마다 두피의 타입은 다르기 때문에 모든 사람에게 노푸가 긍정
적인 결과를 주지는 않는다. 예를 들어 화학계면활성제에 민감하게 반
응하는 민감성 두피나 건조한 두피를 가진 사람에게는 노푸가 잘 맞다.
하지만 지루성 두피는 노푸를 할 경우 노폐물이 제대로 제거되지 않아
모공이 막히고 염증이 일어나 각질이 유발되는 경우가 많다.

〈간단 두피 자가 진단법〉

A	머리를 감아도 비듬이 생기고 간지럽다.
	두피가 매우 건조하고 무의식중에 두피에 손이 많이 간다.
	모발이 가늘고 푸석하다.
B	온 몸과 두피에 땀과 열이 많다.
	머리를 감고 3-4시간 내로 빠르게 두피와 모발에 기름이 진다.
	저녁이 되면 머리에서 약간 냄새가 나기도 한다.
C	정수리 쪽 모발이 쉽게 기름 진다.
	가볍게 두피를 긁으면 피가 나고 아프다.
	두피에 뾰루지가 보인다.

지루성 두피염은 식생활이 나쁘고 스트레스가 심한 현대인들에게 흔
한 질환이다. 피지 샘의 활동이 증가해 피지가 많아지면서 건조함과 가
려움증이 심해진다. 그래서 비듬이 심해지고 대부분의 경우 호전과 악
화를 반복하는 만성단계를 거친다. 이 때 두피는 예민해지기 때문에 샴
푸를 주의해서 사용해야 한다. 두피청결이 매우 중요하기 때문에 전용
샴푸 또는 두피각질 제거제를 사용해 두피를 꾸준히 관리해주는 것이

필요하다. 그리고 가능하면 젤이나 스프레이 등의 제품을 사용하지 않는 것이 좋다.

A에 해당한다면 건성두피, B에 해당한다면 지성두피, C에 해당한다면 민감성복합두피다. 그리고 A, B, C 어디에도 해당되지 않는다면 중성타입으로 건강하고 어린 두피를 가지고 있다고 보면 된다. 만약 지성두피를 가지고 있다면 노푸를 권하지 않는다. 굳이 노푸를 하겠다면 물로만 감는 것이 아니라 며칠에 한번은 피부타입에 맞는 샴푸를 사용해 노폐물을 제거해주는 것이 좋다.

하지만 '노푸'를 한다고 해서 무조건 물로만 씻는 것은 아니다. 일주일에 1~2회는 베이킹 소다와 식초로 머리를 감는 방법을 써보는 것도

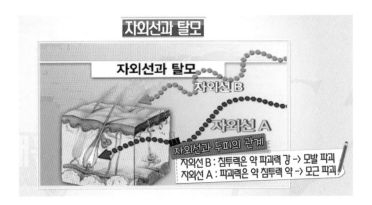

좋다. 베이킹 소다는 지방산을 중화시켜 기름때를 없애는 효과가 탁월해 주부들이 주방에서 세척용으로 사용하기도 한다. 같은 원리로 샴푸 대신 두피를 세정해주는 효과가 있어 '노푸'를 하는 경우 많이 사용하고 있다. 또 식초는 머릿결에 윤기를 더해준다. 즉 베이킹 소다는 샴푸의 대용으로, 식초는 린스 대용으로 사용하는 것이다. 이때 주의해야할 점은 베이킹 소다를 과도하게 사용할 경우 알칼리성으로 단백질을 녹이는 성질 때문에 오히려 두피를 자극할 수 있어 물에 소량만 덜어 희석해 사용해야 한다.

위험한 자외선

샴푸만큼이나 두피 노화를 위해 조심해야 할 게 있다. 바로 여름철의 자외선이다. 흔히 두피는 머리카락이 보호해주기 때문에 자외선에 안전하다고 착각한다. 하지만 절대 그렇지 않다. 두피는 햇볕을 가장 많이 받는 곳으로 두피가 자외선에 장시간 노출될 경우 붉게 변하거나 화끈거리고, 모근과 모발도 약해진다.

자외선은 파장에 따라 크게 자외선 A와 자외선 B 두 가지로 나뉜다. 자외선 A보다 자외선 B는 파괴력은 더 세지만 침투력은 약하다. 그래서 침투가 덜 되는 자외선 B는 주로 머리카락을 지탱해주는 단백질을 파괴하고, 침투가 깊숙이 되는 자외선 A는 두피 깊이 들어가 모근을 약하게 만든다. 결국 자외선이 모발의 단백 합성에 손실을 가져와 모발이 쉽게 부서지거나 망가지기 쉬운 상태가 된다. 또 모발의 색깔을 탈색시키기도 한다.

탈모를 막아주는 대표적인 식품으로 브로콜리가 있다. 브로콜리에 포함된 설포라판 성분은 자외선에 의한 피부 손상을 막아주는 효과가 있기 때문이다. 미국 존스홉킨스대학 연구팀은 설포라판을 피부에 바르고 자외선을 쬐면 자외선으로 인한 피해가 37~78%까지 완화하는 효과가 있다는 연구결과를 발표했다.

브로콜리에다 정제수, 실크아미노산, 글리세린 등을 함께 섞어 미스트처럼 두피와 머리카락에 뿌려주면 자외선에 의한 피부 손상을 막아주는 효과가 있다. 이때 사용하는 실크아미노산은 모발 컨디셔닝제와 피부 컨디셔닝제에 쓰이는 단백질로 모발에 상처가 나거나 갈라지는 경우 치료와 손상 예방으로 사용하는 성분이고 글리세린은 피부를 촉촉하게 만들어주는 성분으로 수분성이 매우 좋다. 두 가지 모두 저렴한 가격에 약국에서 구입이 가능하다.

브로콜리 미스트 만드는 방법

재료: 브로콜리, 정제수, 실크아미노산, 글리세린

1. 브로콜리 1/4개를 믹서에 넣고 정제수 100ml(한 컵)를 붓는다. 정
   제수가 없다면 한 번 끓인 물도 가능하다.(브로콜리의 풋내가 싫다
   면 살짝 데쳐서 사용해도 된다)

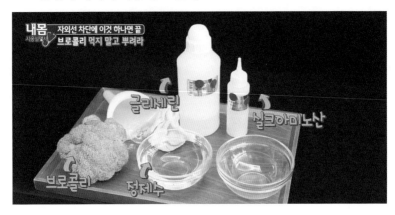

2. 믹서에 간 브로콜리를 천에 거른다.

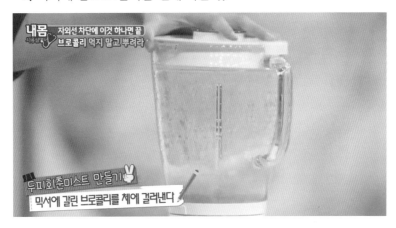

3. 실크아미노산과 글리세린을 각각 한 스푼 씩 넣고 저어준다.

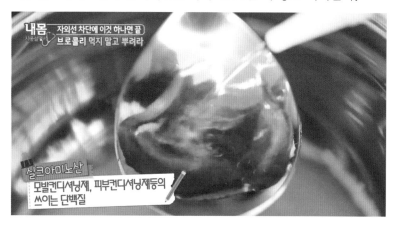

※미스트의 유통기간은 일주일이다.(냉장 보관 시)

※만든 미스트는 두피와 모발 모두 사용할 수 있다.

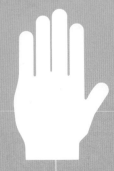

hand

손의 힘. 즉 악력과 장수와는 밀접한 상관관계가 있다. 우리 몸에서 가장 왕성하고 빠르게 움직여야 하는 손은 제2의 뇌라고 불릴 정도로 많은 신경 가닥이 연결되어 있다. 손의 건강을 지키는 특급 비법을 살펴보자.

Chapter **10**

손 ▶

10년 더 오래 사는
손의 비밀

장수를 부르는 손

손을 쓰지 않고 할 수 있는 일이 얼마나 될까? 손이 건강하지 못하면 거의 아무 일도 할 수 없을 것이다. 손은 우리 몸에서 가장 왕성하게 일하고 빠르게 움직인다. 손은 우리의 생각한 바를 실행하는 최종 실행기관이다. 손이 제2의 뇌라는 건 익히 알려진 얘기. 손은 17,000개의 신경가닥이 머리를 비롯하여 온 몸으로 연결되어 있다. 1초에 17번, 1분에 1천 번 움직일 수 있다. 이런 손은 일상생활 기술, 작업관련 기능, 여가활동의 수행 등 광범위한 영역에서의 활동을 결정하는 주요한 기능을 담당하며, 일정한 과제를 수행하기 위해서는 상당 정도의 힘이 요구된다. 그런데 악력, 즉 손의 힘이 세지 않고 약하다면 활동에 제약이 따른다. 일반적으로 악력은 활동력을 반영한다.

건강한 손이란 물론 염증이나 부종, 외형상 변형이 없어야겠고, 다양한 조건이 있겠지만 일반적으로 손가락을 굽히고 펴는 동작이 자연스럽고 부드러워야 한다. 손목을 자유자재로 돌릴 수 있는 회전 운동에 불편이 없어야 한다. 즉 일을 하여도 인대의 무리가 적으며 아프지 않아야 한다. 마지막으로 물건을 잡거나 쥘 때 힘 있게 잡을 수 있는 근력이 좋아야 한다. 반대로 이러한 움직임에서 문제가 나타나고, 근력과 악력이 심하게 약하다는 것은 관절과 인대가 튼튼하지 못하다는 것을 의미한다. 관절과 인대를 잘 관리하면 근력과 악력이 좋아져 손이 전반적으로 건강해지는 것은 물론 손에 생길 수 있는 다양한 질병도 예방할 수 있다.

또 손을 자주 움직이면 뇌는 활성화된다. 뇌신경을 광범위하게 깨울 수 있다는 뜻이다. 정교한 손의 움직임은 주의집중력과 기억력을 함께 높인다. 손의 운동을 통한 뇌의 자극은 여러 연구를 통해서 뇌의 여러 영역에 다양한 형태의 자극을 주는 것으로 알려져 있으며, 실제로 이러한 손 운동은 뇌손상 환자들의 재활치료 등에도 응용되고 있다.

또한 손이 의학적으로 중요한 의미를 가지는 이유는 말초신경이나 모세혈관의 70%가 손발에 몰려있기 때문. 사람이 나이가 들면 신경계와 혈관계 질환이 많이 발생한다고 하는데, 특히 모세혈관까지 피가 돌지 않고, 말초신경은 무디어 진다고 한다. 손이 저리다는 것은 손에 피가 통하지 않고 신경전달이 원활하지 못하기 때문이다. 손 운동을 조금만 하여도 손이 화끈거리며 피가 돌고 신경이 자극되는 것을 금방 알 수 있다. 혈액순환은 건강의 필수요건인데 순환이 잘된다는 것은 말초의 혈액이 잘 돌고 있다는 뜻이고 모세혈관의 과반수를 차지하는 손에서의 건강한 혈류순환을 뜻한다고도 볼 수 있다. 즉, 말초에서 손끝까지 혈액순환이 잘 되고, 신경이 전달되어서 저리거나 아픈 통증 없는 건강한 손을 유지하고 있다면 이것이 곧 신경계와 혈관계 질환에 걸리지 않고 건강을 유지하고 있다는 뜻이기도 하다.

악수, 건강의 가늠표

장년층의 건강은 손만 잡아봐도 안다! 바로 악수를 해보면 안다는 뜻인데. 손의 힘, 즉, 악력이 장수와 상관관계가 매우 깊다는 것이다. 일반적으로 나이가 들면 악력이 약해지는데, 이를 통해 몸 전체의 근육 강도를 파악해 건강상태를 점검할 수 있고, 악력이 셀수록 장수한다는 것이다. 즉, 악력은 그동안의 손사용의 결과이자 남은 손사용 능력을 보여주는 지표다. 악력과 장수의 관계는 다양한 연구를 통해 보고되고 있는데, 미국의사협회의 역학조사에 따르면 85세 이상 장수한 사람의 평균 악력은 39.5kg인 반면, 그 이전에 죽은 사람은 38.5kg으로 장수자에 못 미쳤다. 건강하지 못한 사람들의 평균 악력도 85세 이상 장수자의 평균치보다 낮았다. 악력이 떨어질수록 노인의 사망률과 장애, 합병증 발생률도 높아진다. 네덜란드 레이덴대학이 노인 555명을 상대로 각각 85세, 89세일 때 악력과 근력을 측정하고, 10년 뒤 건강상태와 생존 여부를 조사했더니, 악력이 원래 낮은 축에 속했거나, 측정 기간 동안 악력이 크게 줄어든 노인들은 사망률과 장애, 합병증 발생률이 상대적으로 훨씬 높았다. 치매나 뇌졸중 발병과도 연관성이 깊다. 악력이 좋을수록 인지능력이 높았으며, 40~50대의 악력이 약한 사람은 65세 이후 뇌졸중을 겪을 위험이 평균 42%나 높다는 연구 보고도 있다. 다시 말해, 악력이 센 사람이 건강하게 오래 산다는 것이다.

장수자의 악력이 높은 것은 손을 사용한 신체활동이 왕성했기 때문이다. 악력은 30대까지 증가하다가 40대 이후부터는 급속하게 저하되기 시작하는 것으로 제시되고 있다. 나이가 들면서 노화와 질병 등 다양한 요인으로 악력이 저하되기 마련인데, 악력 저하는 다양한 활동 수행의 제한 및 활동의 감소로 이어질 수 있다. 실제로 오른손의 악력이 약한 노

TIP 초간단 근력 & 악력 테스트

① 두 번째 손가락과 세 번째 손가락에 종이를 끼고 상대방이 종이를 당겼을 때 빠지지 않도록 힘을 주고 버틴다.

② 두 번째 손가락과 세 번째 손가락을 벌리고 상대방이 두 손가락을 붙이려고 할 때 붙지 않도록 힘을 주고 버틴다.

※ ①번 테스트에서 종이가 쉽게 빠지는 경우와 ②번 테스트에서 두 손가락이 쉽게 붙는 경우, 손 근력 약화를 의심해볼 수 있으므로 손 건강에 좀 더 신경 쓸 필요가 있다.

인의 경우 외출 빈도가 극도로 낮고, 집에 머무르게 되는 칩거의 가능성이 높은 것으로 제시되고 있다. 이는 곧 악력이 낮을수록 기능적, 심리적, 사회적 건강이 낮아지는 상관관계도 있음을 나타내기도 하였다.

근육의 힘은 말 그대로 근력, 악력은 손을 쥐는 힘이다. 두 가지 모두 중요하다! 그런데, 대부분 관절은 관절 주위를 지지하는 인대나 주위 근육의 힘도 굉장히 중요하다. 무릎의 경우 관절이나 연골이 많이 손상되고 다치는 축구 선수들이 오히려 건강해 보이는 이유는 일반인보다 관절은 많이 손상되었어도 주위 근육이 발달돼서 이를 잡아주기 때문. 그러나 손의 근력과 악력은 손 근육보다 관절과 인대가 중요하다. 보통 닭 날개, 닭발을 먹을 때 살을 먹는 게 아니라 뼈 주위의 껍질을 먹는 것을 떠올리면 이해가 빠르다. 손과 손목의 경우는 작은 면적에 다른 곳의 5배가 넘는 작은 뼈들이 모여 있다. 왼손과 오른손을 합치면 무려 54개의 뼈로 이루어져 있다. 사람 몸의 전체 뼈 개수가 206개인 것을 감안하면, 뼈의 크기가 작아서 그렇지 무려 전체의 4분의 1을 차지하고 있는 것이다. 이 뼈들은 신경, 혈관, 인대 등과 촘촘하게 연결되어 유기적인 기능을 한다. 그러므로 의외로 손은 근육의 기능보다는 관절과 인대의 기능이 중요하다. 관절과 인대가 튼튼하지 못하면 악력은 물론이고 손 근육까지 제대로 사용하지 못해 손 근력까지 떨어질 수 있다.

손이 보내는 건강의 적신호-손 질환

손이 보내는 건강 적신호를 제대로 살펴보면 첫째, 손 자체에 숨은 질병을 찾을 수 있고, 둘째, 전신의 건강까지 의심해볼 수 있다. 자! 먼저 손에 숨은 질병을 찾아내는 손 건강 적신호에 대해서 알아보자.

대개 손이 저린 것은 신경과 인대의 문제를 의미한다. 흔히 손이 저리면 혈액순환 문제라고 생각하기 쉽지만 혈액순환으로 손이 저린 것은 임상실험에서 겨우 2~5% 내외로 밝혀졌다. 대부분은 손 신경이나 인대의 문제다. 손이 저리고 찌릿찌릿할 때 의심할 수 있는 질병은 바로 손목 신경이 눌려서 생기는 '손목터널증후군'과 '엄지손가락 부위의 인대에 염증이 생기는 손목 건초염의 하나인 드퀘르벵병'이다. 웬만한 주부들은 이런 손목 질환을 보통 한번 이상 경험한다. 요리와 청소 등 집안일을 하다보면 손의 사용이 많기 때문이다. 이런 관절질환은 원인과 결과가 뚜렷하다. 과도하게 사용하거나 잘못 쓰는 경우 그 부위의 질환이 생기게 된다.

손목터널증후군

먼저 손목터널증후군은 최근 5년간 42% 증가했으며 그 중 78%가 여성, 특히 40~50대 중년 여성들에게 발병률이 압도적으로 높다. 여성들은 관절과 근육 약화가 급격하게 찾아오는 시기, 즉 갱년기를 거치는 동안 발병률이 특히 높다. 손목 부위의 인대로 만들어진 터널 모양의 통로를 지나는 정중신경이 눌리면서 발병하는데, 정중신경의 압박으로 인해 손 저림 현상, 감각 이상 및 일시적인 마비현상이 동반되며, 특히 정중신경의 지배를 받는 엄지, 검지, 중지에서 두드러진다. 하지만 초기에 치료받지 않고 증상이 악화되면 손만 저리다가 감각이 떨어지는 정도로 진행하고 그 이후엔 운동신경이 손상되면 근력이 약해진다.

ⅡⅠⅤ 손목터널증후군 자가 진단법

① 손끝으로 손목과 손바닥이 만나는 주름 부위를 가볍게 톡톡 쳤을 때, 엄지, 둘째, 셋째 손가락이 저린 느낌이 있다.

② 양손 등을 붙이고 30초 정도 유지해 저림이나 통증이 있는지 본다. 심각한 사람은 통증 자체가 매우 크고, 30초까지도 유지하기 어렵다. 이런 경우 병원을 찾아서 정확한 진단을 받아야 한다. 경미한 경우 약이나 염증주사로도 치료가 가능하다.

③ 손바닥을 위로 향한 채로 나란히 붙여 엄지손가락 아래로 연결된 근육의 두께를 비교해본다. 어느 한 쪽 근육의 두께가 더 낮은 것이 외관상 확인된다면 이미 신경 손상이 꽤 진행된 상태로 수술을 한다 해도 좋은 결과를 기대하기 어렵다. 때문에 보존적 치료가 효과가 없다면 근위축이 오기 전에 수술을 하는 것이 좋다.

※ **치료법** : 저린 손의 손가락 끝을 눌러준 후, 해당하는 지압점을 자극해준다. 손에서 네 번째 손가락이 인체의 팔에 해당한다. 손이 저릴 경우 저린 손의 손가락 끝마디에 있는 지압점을 자극해준다. 너무 아프지 않을 정도의 압력으로 수시로 눌러준다.

손목터널증후군과 혼동되기 쉬워서 구분해야 할 질환들이 몇 가지 있다. 손목터널증후군과 달리 4, 5번째 손가락이 저리다면 척골신경증후군을 의심해보자. 손목터널증후군 다음으로 많이 발병하는 질병으로

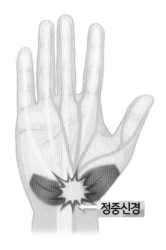

정중신경

여성보다 남성에게 3배 정도 높게 발생한다. 척골신경증후군이란 팔꿈치 관절 안쪽, 인대로 둘러싸인 터널의 내부를 통과하는 척골신경이라는 곳이 팔꿈치 부분의 심한 충격이나, 반복적인 운동 또는 팔꿈치 신경 주변에 생긴 관절염이나 물혹으로 인해 신경이 압박되면서 발생하곤 한다. 척골신경이 담당하는 부위(감각부위)가 4, 5번째 손가락이기 때문에 4, 5번째 손가락이 저리다.

손이 전체적으로 찌릿찌릿할 때는 목 디스크를 의심해볼 필요가 있다. 이 또한 자주 혼동되는 질환 중 하나다. 손목터널증후군은 손목 하방으로 내려오는 정중신경이 눌리는 것이니 대부분 손바닥, 1~3번째 손끝이 저리지만 목 디스크의 경우 목 아래 신경이 눌리므로 손의 특정부위가 구분되기 보다는 전체적으로 저리고 어깨부터 타고 내리는 듯한 저림의 양상을 나타낸다. 목 디스크는 고개를 젖히거나 굽히면 더 심해진다. 손목터널증후군이나 목 디스크는 잘 때 통증이 심해져 자다 깨기도 하는데, 잠을 잘 때 손목 보호대를 차고 잠을 자본다. 손목터널증후군일 경우 손목 문제이므로 보호대로 지지해주면 저림, 통증이 감소하지만 목 디스크의 경우는 변화 없이 저림, 통증이 느껴진다.

손목건초염 '드퀘르벵병'
드퀘르벵병은 남성보다 여성에게서 3배 많으며, 특히 30~40대 여성

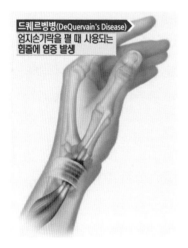

드퀘르벵병(DeQuervain's Disease)
엄지손가락을 펼 때 사용되는 힘줄에 염증 발생

들에게서 많이 나타난다. 손으로 아이를 안는 동작이 손목에 무리를 주는데 집안일과 더불어 연이은 육아 활동을 하는 시기와 맞물려 손목에 무리한 활동이 부가되면서 주로 발생한다.

드퀘르벵이란 처음 소개한 의사의 이름을 딴 것으로 손목에 통증이 있으면서 특히 엄지손가락을 움직일 때 통증이 발생한다. 이런 건초염은 인대의 모든 부분에 다 생길 수 있지만 질환에 의한 것보다는 무리한 움직임으로 생긴다. 보통 엄지손가락이나 손목에 잘 생기고 갑작스런 운동, 가위질, 도마질, 반복된 운동(밤을 깎는다거나 가을철 고추를 닦는 등) 후에 갑자기 관절이 붓고 움직이기가 힘들게 아프다면 의심해볼 필요가 있다. 보통은 관절이 아프다고 생각하지만 관절을 잇는 인대에 염증이 생긴 경우가 대부분이다.

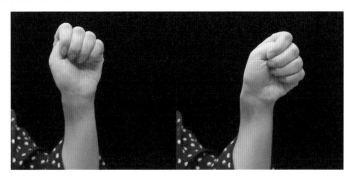

방아쇠수지증후군

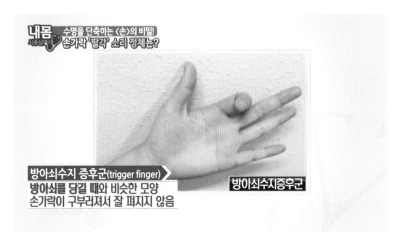

이번에는 굽고 튀어나오고, 손에 변형이 있는 경우다. 첫 번째 질환

은 방아쇠수지증후군이다. 손가락을 구부릴 때 총의 방아쇠를 당기는 것처럼 딸깍거리는 소리가 난다. 이 질환은 손가락을 지나치게 많이 사용하는 사람들에게서 자주 발병한다. 나이가 들면서 손가락을 굽혔다 폈다 하는 힘줄에 염증이 생겨 발병하기도 한다. 과거에는 요리사, 운전 종사자, 건축기술자 등에서 많았지만 최근에는 스마트폰을 사용하는 사람들 사이에서 빈번하게 발생하고 있다. 심한 경우 손가락을 억지로 펴지 않으면 펼 수 없게 된다. 손가락을 구부렸다가 펴는 순간 딸깍거리는 소리가 들리면 이 질환을 의심해볼 수 있다.

방아쇠수지증후군은 초기에는 냉찜질이나 소염제 등 약을 먹고 휴식을 취하면 대부분 호전된다. 효과가 없을 때는 스테로이드제를 주사해 염증을 없애고 초음파검사로 힘줄 비대나 부종을 확인한다. 증상이 심해지면 손가락 힘줄이 걸리는 부분을 절개하는 수술을 해야 한다. 당뇨 환자에게서 방아쇠수지증후군이 있을 때 손가락 마디가 다 펴지지 않는 구축이 잘 생기기 때문에 항상 손가락을 펴주는 운동을 많이 해야 한다.

류마티스 관절염 VS 퇴행성 관절염

류마티스 관절염과 퇴행성 관절염에 걸리면 심한 경우 손가락 관절이 굽고 휘는 변형이 온다. 그런데 두 가지 질병은 원인과 그 증상이 다르므로 감별이 필요하다. 류마티스 관절염은 대표적인 자가면역질환 질병이다. 자가면역질환은 면역체계에 이상이 생겨 외부의 적으로부터 우리를 지켜주는 군대인 면역시스템이 그 총칼을 나 자신에게 돌리는 병이라고 볼 수 있다. 물론 본인의 면역이 자신의 몸의 어디를 공격하는지에 따라서 병명이 달라지는데, 전신의 관절을 공격하는 병이 류마티스 관절염이다. 관절을 싸고 있는 얇은 막에 염증이 생기는 병으로 전신의 여러 관절을 침범하여 적절히 치료하지 않으면 결국 관절이 파괴되고 장애를 초래한다. 문제는 치료가 쉽지 않다는 것이다. 때문에 조기 진단이 매우 중요한데, 노화에 따른 손에 생긴 관절염인 퇴행성 관절염과 비슷해 오해하기 쉽다. 류마티스 관절염으로 인한 손의 변형은 손 중간 마디와 손목, 퇴행성 관절염은 손 끝 마디에 주로 생긴다.

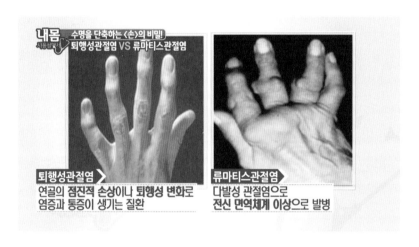

류마티스 관절염과 퇴행성 관절염의 경우 손목과 손가락 운동을 하면 많은 도움이 된다. 팔을 위로 쭉 뻗은 후 손목을 20회 정도 흔들어 손 안에 있는 기혈들을 소통시킨다. 손 잼잼 운동 20회 후 손가락 끝 정혈들을 자극하기 위해 서로 마주치기를 20회 반복한다. 손가락을 쭉 펴고 안에서 밖으로 10회, 밖에서 안으로 10회 회전시킨다. 손가락을 하나씩 천천히 뒤로 젖힌 후 양손을 합장하여 깍지 낀 후 서로를 마사지한다. 마사지 한 후 세게 뽑는다. 손마디 부은 부분에 로션을 바른 후 부드럽게 마사지 한다. 압박을 너무 세게 하지 않는 것이 좋다. 마사지 한 후 따뜻한 스팀 타월로 감싸주면 좋다.

척측충돌증후군

손이 굽고 튀어나오는 변형을 일으키는 질환이 또 하나 더 있다. 바로 척측충돌증후군이다. 손목의 척측, 즉 새끼손가락에 통증을 유발하는 병으로 뼈와 뼈 사이의(무릎의 연골판과 같은 역할을 하는) 삼각섬유연골복합체라는 구조물이 약해져 뼈와 뼈끼리 닿으면서 통증을 나타낸다. 주로 행주를 짜거나 타이핑을 하거나 골프를 칠 때, 그리고 일상생활에서 손을 짚고 일어날 때 손목의 척측으로 통증이 유발되는 병이다. 나이가 들면 관절이 아파서 일어날 때 손목으로 지지하고 일어나는 경우가 많은데, 이럴 때 잘 생긴다. 실제로 나이 드신 분들에게서 자주 발병한다. 흔히 척골이 요골보다 길어서 생긴다 하여 척측양성충돌증후군이라고도 불리며 우리나라 사람들은 서양인들에 비해 선천적으로 척골양성변위가 많기 때문에 주의해야 한다. 외견상 손목에서 척골두가 두드러지게 위로 튀어나온 경우가 많고 손을 짚거나 척측변위를 시킬 때 통증이 유발되면 자가진단 할 수 있다.

손이 보내는 건강 적신호-전신 질환

당뇨와 듀피트렌 구축

손의 건강을 지키려면 손 자체의 질병에도 관심을 가져야 하지만, 잘 관찰해 전신 건강에 이상이 있는 것은 아닌지도 살펴야 한다. 당뇨가 있을 때 나타나는 듀피트렌 구축(Dupuytren's contracture)이다. 이것은 힘줄과 손바닥 사이의 건막이라는 조직이 두꺼워지면서 손의 움직임에 제한이 생기는 질환이다. 레오나르도 다빈치가 이 질병으로 모나리자를 완성하지 못했다는 이야기도 있다. 50~60대 남성들에게 쉽게 발견되는데 보통 넷째손가락, 새끼손가락에 주로 발생하게 되는데 양손에 발생하는 경우가 많다.

특히 당뇨 환자에게서 자주 발생하며 증상 또한 더 심하다. 정확한 원인은 밝혀지지 않았고, 통계적으로 당뇨 환자에게서 이러한 공통점이 나타난 것으로 보고된다. 만약 당뇨가 있는데 손가락에 이런 이상 징후가 보인다면 당뇨가 제대로 관리되지 않고 있음을 의심해볼 수 있다.

곤봉지와 폐 질환

곤봉지는 손가락 끝이 작은 곤봉처럼 뭉툭해지는 질환을 말한다. 곤봉지 현상이란 선천적인 경우도 있기에 그 자체를 하나의 질병이라고 볼 수는 없다. 그러나 곤봉지 현상이 후천적으로 발생하게 되었을 때 문제가 되는 경우가 많다. 이때에는 곤봉지를 일으킬 만한 다른 병이 없는지 확인해보는 것이 중요하다. 일반적으로 곤봉지 현상과 관련된 질병은 폐와 관련되었다고 알려져 있다. 만성적인 저산소증 탓에 손가락 끝이 둥글게 되기 때문이다. 폐암, 간질성 폐질환, 폐결핵, 낭종성 섬유증 등이 대표적인데, 여기에 저산소증을 유발하는 선천성 청색증 심장 질환도 원인이 될 수 있다. 또 크론병 및 궤양성 대장염 등 소화기관 장애에서도 비롯될 수 있다. 곤봉지 현상은 때로는 급속하게 진행될 수도 있으니 발견되었을 경우 신속하게 검사를 받고 원인을 해결하는 것이 중요하다. 원인이 해결되었을 경우에는 원상복귀 역시 신속하게 되는 것으로 보고되고 있다.

레이노증후군

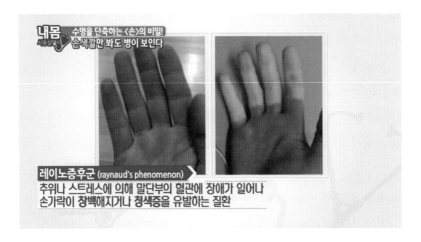

내몸 사용설명서 수명을 단축하는 〈손〉의 비밀!
손색깔만 봐도 병이 보인다

레이노증후군 (raynaud's phenomenon)
추위나 스트레스에 의해 말단부의 혈관에 장애가 일어나
손가락이 창백해지거나 청색증을 유발하는 질환

또 하나, 말초혈관의 이상 반응으로 인해 일시적으로 말단부의 혈류에 장애가 일어나 한 개 이상의 손가락이 창백해지거나 청색증을 유발하는 레이노증후군이 있다. 레이노 현상은 매우 흔한 증상으로 인구의 10%정도에서 나타나며 젊은 여자들 중에서는 20~30%의 비율로 나타난다. 레이노 증후군은 전신성 경화증, 루프스, 류마티스 관절염 등 원인질환이 있는 경우와 뚜렷한 원인이 없는 경우로 나눌 수 있다. 레이노 증후군의 증상은 추위에 노출되거나, 차가운 물에 손을 담글 때, 정신적인 스트레스에 의해서도 유발될 수 있다. 심한 경우는 허혈이 지속되어 수지의 괴사가 발생하는 일도 있다. 일단 동맥의 주요 혈류가 차단되면 치료는 매우 어려워지므로, 예방이 가장 좋은 치료이다. 우선적으로 원인을 제공하는 질환을 치료하여야 한다. 동맥질환에 공통되는 치료로서 간접흡연을 포함한 모든 흡연을 피해야 하고 혈관의 수축작용이 있거나 동물성 지방과 같이 동맥의 내막에 침착이 가능한 식품을 되도록 피하게 하고, 무엇보다 추위에 장기간 노출시키는 것을 피하는 것이 좋다.

손의 건강을 지키는 좋은 습관

손의 건강을 지키고 싶다면 휴식이 반드시 필요하다. 관절이 붓고 아플 때에는 관절을 쉬게 하는 것이 가장 도움이 된다. 더불어 해줄 것은 역시나 운동! 그러나 손이나 손목의 운동은 질환이 있거나 질환이 없다 해도 너무 무리하게 진행하면 오히려 관절의 염증이나 인대의 부종을 악화시킬 수 있다. 그러므로 일반적인 손목과 손 관절의 강화를 위한 점진적이고 체계적인 운동이 필요하다. 특히 손 운동을 하기 전에는 손목과 손가락 스트레칭을 꼭 해준다. 또한 눈꺼풀 다음으로 얇은 피부를 가진 곳이 바로 손이다. 얼굴만큼 노출이 많기 때문에 자외선, 바람, 건조함에 손상이 많이 될 수 있다. 손은 움직임이 많은 만큼 손상도 잘 생기는데다 또 감각도 굉장히 예민한 곳이므로 피부의 작은 손상도 일상생활 시에 큰 불편함을 야기할 수 있기 때문에 평소 잘 보호해줘야 한다. 설거지할 때 고무장갑은 물론이고, 음식 맛은 손맛이라지만 요리를 할 때도 비닐장갑을 꼭 낀다. 고춧가루, 간장 등의 자극으로 피부가 손상될 수 있다. 겨울철 차가운 환경에 노출시키는 것 역시 대표적인 손상의 원인. 기혈 순환이 저하되고, 피로가 가중되며 부상의 위험성이 높아진다. 심한 경우 조직손상으로 연결된다. 보온에도 신경 쓰자.

마지막으로 손가락은 염좌라고 해서 인대 손상이 가장 많은 부위이기도 하면서 또한 관리가 어려워서 잘 낫지 않는 부위이기도 하다. 손가락

TIP 손 건강을 망치는 나쁜 습관

① 손가락이나 손목을 무리하게 꺾는 것은 관절에 변형을 일으킬 수 있다.

② 주먹을 세게 쥐고 있거나 부딪히기를 지속하거나 캔이다 병마개 등을 무리하게 비틀어 따는 것은 손목이나 손가락 관절에 큰 무리를 줄 수 있다. 원형 문고리를 사용할 때 오른손으로 바깥으로 돌려서 여는 것 보다는 왼손을 안쪽으로 돌려서 열자.

③ 손톱을 물어뜯어서 손톱이 자라지 못할 경우 손톱 바로 아래 배당되어 있는 장부와 관계있는 12정혈의 기의 소통에 문제가 생긴다.

④ 특정 부분 손가락을 너무 무리하게 사용하는 것. 예를 들면 밤까기 등으로 엄지손가락을 무리하게 사용하는 경우 건초염 등을 일으킬 수 있다.

⑤ 습진이나 염증을 방치하는 것. 습진이나 염증은 또 다른 2차 감염을 일으켜 여러 가지 건강문제를 일으킬 수 있고 손에 있는 인체 해당 부위의 기능을 나쁘게 할 수 있다.

중 하나에 손상이 왔다고 그냥 두다가 시기를 놓쳐서 만성적인 통증이나 운동장애를 유발하는 경우가 종종 있는데, 꼭 초기에 치료하는 것이 좋다.

손 건강에 좋은 지압법

엄지손가락을 움직이는 힘줄이 당기고 아픈 건초염의 경우 해당 지압점을 자극해준다. 손으로 이 위치를 압박하면서 엄지손가락 끝까지 마사지하듯 쓸어준다. 다음으로 천천히 엄지손가락을 뒤로 펴준다. 가운데 손가락 끝 점을 손톱으로 누른 후 뒤로 펴준다. 이 방법을 반복해서 수시로 해준다. 건초염 예방을 위해서는 손목 관절과 엄지손가락에 무리가 가는 동작을 피해야 한다. 냉온 찜질과 올바른 스트레칭을 통해 호전될 수 있다. 불편함이 개선되지 않는 경우에는 치료를 받는 것이 좋다.

수지요법의 장점은 손 안에서 손쉽게 건강관리를 할 수 있을 뿐만 아니라 부작용이 없다. 그래서 누구든지 원리를 알면 때와 장소를 가리지 않고 사용할 수 있고 진단을 해서 그 위치에 적절한 자극을 함으로 치료 또는 완화 효과를 볼 수 있다는 장점이 있다. 방법은 간단하다. 해당 부위를 뾰족한 물건이나 손톱으로 지그시 눌러 지압하면 된다. 손바닥은 인체의 앞면에 해당하고 손등은 인체의 뒷면에 해당한다. 특히 손바닥에 인체 부위뿐만 아니라 내장이 배당되어 있어 간단한 증상이나 불편감이 나타날 때 이 위치를 압박 자극하면 건강관리에 큰 도움이 된다.

손등에서 가운데 손가락 손톱 밑 정중앙을 타고 흐르는 중심선이 척추에 해당한다. 뒷머리, 경추, 흉추, 요추, 선골, 미골 순으로 손목까지 내려간다. 특별히 왼쪽 허리, 골반 부분. 이 부위들을 조금 뾰족한 물건으로 눌러보면 눌러서 아픈 것 하고는 다르게 아주 예민한 아픈 자리를 발견하게 된다. 이 부위를 꾸준히 압박 자극하거나 자극 기구를 이용하면 요통 증상이 완화된다. 이때 지압하는 동안 뼈가 있는 부분은 너무 아프게 자극하지 않는 것이 좋다. 특히 갑자기 과한 욕심이 생겨서 너무 아프게 눌러서 상처나 멍이 들게 하는 것은 좋지 않다.

① 갑상선의 자극점은 가운데 손가락 가운데 마디 주름 부분이다. 이 위치는 기침이나 성대보호를 위해서도 좋은 점이다. 좌우 손에서 동일하게 자극하면 좋다.

② 유방에 문제가 있을 때는 가운데 손가락 첫 마디와 가운데 마디 중앙을 이어 1/2 지점 양 측방에 있다. 모유 수유를 원활하게 하는 데도 도움이 된다. 좌측 유방에 문제가 있을 때는 좌측 손에서, 우측 유방에 문제가 있을 때는 우측 손에 있는 자극점을 지압하면 좋다.

③ 위장은 손바닥 중앙점과 첫째 손가락 첫마디 중앙점을 이어 1/2 지점이다. 평소 소화가 안 되거나 위장이 더부룩할 때는 이 점을 중심으로 시작해서 가운데 손가락 첫 마디가 명치이므로 이 위치까지 꼭꼭 눌러서 압박자극하면 속이 시원해짐을 느끼게 된다.

④ 대장은 손바닥 정중앙 점을 중심으로 양 측방과 상하로 1cm 정도 떨어진 곳에 상행결장, 횡행결장, 하행결장, S자상 결장, 직장으로 연결되는 자극점이 있다. 변비가 있거나 복부가스가 찰 때, 또는 장염이나 오랜 투병생활로 대장 기능이 떨어질 때, 수술 후 가스가 안 나올 때 자극하면 좋은 효과가 있다. 숙변으로 인한 하복부 비

만 해소에도 좋은 점이다.

⑤ 생식기 질환은 손바닥과 손목이 만나는 부분에 주름이 있는데 손
바닥에서 처음 만나는 주름 중앙에서 약 5mm 올라오는 지점을 이
용한다.

지압은 약간 통증을 느낄 정도로 지긋하게 10~20초 정도 눌러준다.
2~5회 반복하면 된다. 압박세기는 약~강~약으로 처음부터 너무 세게
누르지 말고 천천히 눌러서 잠시 정지하듯 꾸욱 누른 후 떼면 된다.

내 손을 위한 손 스트레칭

태어나서 죽을 때까지 우리는 무엇을 모으는 데 손을 사용한다. 이제
는 풀어주면서 살자. 손을 구부리는 것도 중요하지만 펴는 것도 중요하
니까! 먼저 운동 전에 하는 손 스트레칭 법! 스트레칭이 필요한 근육들
은 주로 손바닥에 있는 근육들이다.

수근관증후군 환자 혹은 이 질환의 예방을 위한 스트레칭은 크게 두
가지 개념으로 접근해야 한다. 횡수근인대가 두꺼워지거나 손가락을 구
부리는 힘줄이 두꺼워져서 정중신경이 눌리는 것이므로 손가락 구부리
는 힘줄을 스트레칭해주는 동작을 해줘야 한다.

실제 피츠버그 대학의 연구팀이 사체연구를 통해 이러한 스트레칭으
로 횡수근인대의 길이가 늘어난다는 보고가 있다.

손 스트레칭법

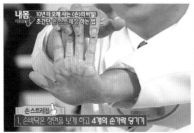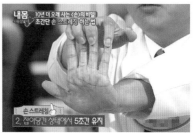

① 손바닥이 정면을 보게 하고 각 손가락을 다른 손을 이용해 스트레칭 시켜준다. 이 동작을 5초간 5초 간격으로 3~5회씩 시행한다. 2번째 손가락부터 5번째 손가락까지 굴곡건과 횡수근인대를 스트레칭 시켜준다.

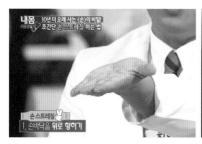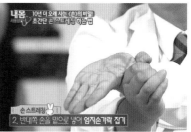

② 손바닥을 위로 가게 하고 밑으로 다른 손을 넣어서 엄지를 당겨준다. 이 동작을 5초간 5초 간격으로 3~5회씩 시행한다. 엄지의 굴곡건과 횡수근인대를 스트레칭 시켜준다.

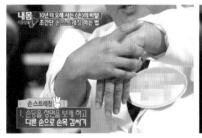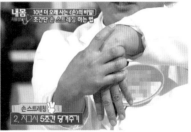

③ 손목을 아래로 구부린 상태에서 엄지손가락은 안으로 접는다. 나머지 한 손으로 손등을 감싸고 아래로 지긋이 내려준다. 두 손을 번갈아 가면서 3~5회 정도 반복한다. 각 수지의 신전건과 손목 윗부분의 관절부위를 스트레칭 시켜준다.

이때 주의해야할 점은 각 스트레칭의 세기는 약간의 통증을 느끼는 정도로 하는 것이 좋고 각 동작은 주관절을 최대한 펴야 스트레칭 효과가 좋다.

foot

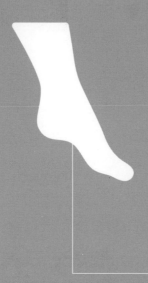

발은 우리 몸의 제일 궂은일을 담당하는 고마운 기관이다. 아침에 일어나 밤에 잠드는 순간까지 우리의 발은 단 한 순간도 쉬지 않고 움직인다. 그래서 늘 잦은 통증과 여러 가지 질환에 시달린다. 우리의 소중한 발을 지킬 수 있는 건강한 습관과 음식들을 살펴보자.

Chapter **11**

발 ▶

나이가 들수록 커지는 발,
건강의 적신호!

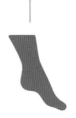

나이가 들면 발이 커진다?

발은 우리 몸 제일 아래에 자리 잡고 있다. 하지만 맨 아래 있다고 해서 중요하지 않은 것이 아니다. 특히 중년에게 발의 건강은 매우 중요하다. 50대 이후가 되면 평생 사용해온 발은 쉽게 약해진다. 실제로 한 통계에 따르면 50대 이후 인구의 70% 이상이 발에 관한 다양한 종류의 질환을 가지고 있다고 한다. 발의 면적은 우리 몸의 2%에 불과하지만 나머지 98%의 체중을 지탱하기 때문에 자그마한 문제만 생겨도 서고, 걷고, 뛰는 우리의 일상적인 움직임을 해친다. 서거나 걷는 것조차 못한다면 얼마나 심각한 문제이겠는가? 급격한 노화와 성인병을 포함한 수많은 질병에 노출되기 쉽다. 따라서 중년의 건강을 위해서 발 건강은 필수적이다. 우리의 몸은 나이가 들어 노화가 진행되면서 키도, 손도 자연스럽게 줄어들고 작아진다. 그런데 반대로 나이가 들면 오히려 커지는 신체의 부위가 있다. 바로 발이다.

나이가 들어 발이 커졌다는 것은 성장기처럼 뼈가 자라서가 아니다. 사람의 발바닥은 둥그렇게 곡선을 이룬다. 둥근 아치 형태의 곡선을 유지하는 것은 인대의 힘 덕분이다. 그런데 노화가 시작되면 인대의 탄력이 떨어지고 둥근 아치 형태의 곡선이 주저앉는다. 그래서 발 폭이 늘어나는 것이다. 문제는 발바닥의 둥근 아치가 주저앉으면 제대로 서거나 걷는 데 적절하지 못한 움직임이 생긴다. 그리고 이런 현상이 지속되면 발목, 무릎, 골반, 척추, 목 등의 배열까지 틀어져 전신 질환까지 유발될 수 있어 위험하다. 특히 한쪽 다리에 체중을 싣는 소위 짝다리를 짚는 습관이 지속되면 골반이 옆으로 빠지고 틀어진다. 결국 척추의 배열도 흐트러진다. 40대 이상의 중년이 평소 신던 신발이 갑자기 작게 느껴진다면 발 건강에 특별히 신경 쓸 필요가 있다. 발바닥 인대의 탄력이 떨어졌다는 경고이기 때문이다.

발 건강을 지키는 핵심은 '체중 분산'

발은 우리 몸의 가장 아래에서 전신의 체중 부하를 견디는 곳이다. 따라서 발의 건강을 위해서는 발 전체에 체중을 골고루 분산시켜줘야 한다. 하지만 성인 대부분은 잘못된 보행 습관, 서있는 자세의 문제로 발의 앞쪽이나 뒤쪽 등 발의 어느 한 부분에 무리하게 체중을 싣는 습관을 가지고 있다. 이런 습관이 지속되면 일직선으로 곧게 지탱되어야할 발이 중심을 잃고 안쪽이나 바깥쪽으로 무너진다.

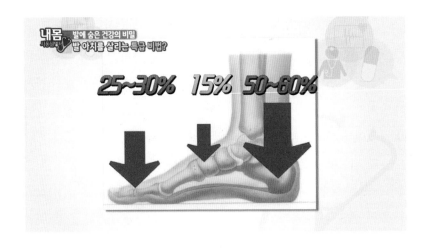

발 건강을 지키기 위한 이상적인 체중 분산은 뒤쪽 50~60%, 중간 8~15%, 앞쪽 25~30%다. 발의 기능은 충격 흡수와 분산이다. 발을 처음 바닥에 짚을 때 발뒤꿈치가 발바닥을 지지하고, 다음 발에 무게가 전해질 때 발바닥의 아치 모양을 잡아주는 인대가 스프링과 같은 역할을 하면서 탄력을 줄이거나 늘려 충격을 완화시켜준다. 앞으로 나갈 때 발목 관절이 앞뒤로 움직여주고, 다음 발을 뗄 때 사용하는 것이 바로 발의 앞부분, 즉 발가락이다. 이 중에서도 엄지발가락의 역할이 가장 중요하다. 발가락 중에서 엄지발가락이 가장 크다는 것은 그만큼 중요하다는 의미도 있다. 엄지발가락은 이동하거나 서있는 동안 가장 많은 힘을 받는다. 우리가 걸음을 걸을 때 한쪽 다리에 가해진 체중은 마지막으로 엄지발가락까지 전해진 뒤에야 다른 쪽 다리로 옮겨진다. 이때 한쪽 다리에만 체중의 5배가 넘는 힘이 가해진다. 그 하중을 엄지발가락이 지탱하며 밀고 나가는 것이다. 만약 엄지발가락이 체중을 지탱하지 못하면 발을 그냥 들어야 하기 때문에 고관절과 골반, 허리에 무리가 생긴다.

발의 형태만 봐도 발의 건강을 알 수 있다?

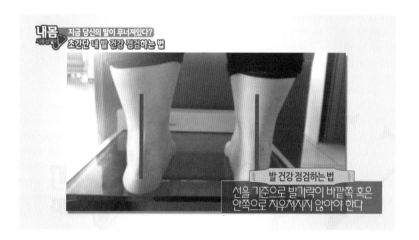

뒤꿈치부터 아킬레스건을 따라서 일직선으로 가상의 선을 그어본다. 건강한 발은 아킬레스건과 종아리까지의 선이 일직선으로 뻗어 있어야 한다. 그리고 선을 기준으로 발가락이 바깥쪽 혹은 안쪽으로 치우치지 않아야 한다.

발바닥의 이상적인 아치 높이는 1.5~1.8cm다. 보통 볼펜의 지름은

동전과 볼펜으로 하는
초 간단 건강테스트

① 발목을 세워 아치를 먼저 만든다.

② 엄지발가락으로 동전을 지그시 눌러준다.

③ 엄지발가락으로 동전을 지그시 누르고 볼펜이 닿지 않게
   아치를 세워준다.

④ 스스로 발만 가지고 연습한다.

※ 발 안쪽이 땅에 닿는 느낌이 들거나 엄지발가락으로 동전을
   누르기 힘든 사람들은 볼펜 & 동전 운동법을 하는 것이 좋다.

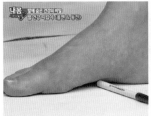
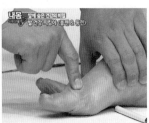

1cm 정도다. 볼펜을 발 아치 밑에 놓았을 때 닿지 않으면 아치가 잘 유
지되는 것이다. 아치가 무너진 사람들은 엄지발가락을 올리는 경우가
있다. 그래서 엄지발가락 아래에 100원짜리 동전을 넣고 동전을 지그시
밟는다. 동전을 발로 누른 상태에서 볼펜이 아치에 닿지 않아야 발이 건
강하다.

평발도 조심해야 한다. 사람은 만 5세가 될 때까지는 선천적으로 타

고 나는 평발, 즉 생리적인 평발 상태다. 그러나 5세가 넘어가면 발바닥에 아치가 형성된다. 만약 그 때 형성되지 않으면 평발은 고착화된다. 따라서 5세 이후에도 평발 증상이 있거나 발바닥에 아치 형태의 곡선이 생기지 않는다면 적극적인 치료가 필요하다.

그런데 평발을 선천적이라고 생각하기 쉽다. 그러나 몸의 변화나 상황에 따라 후천적으로 평발이 되는 경우가 있다. 보통 비만이거나 관절염이 있을 때 후천적 평발이 나타나기 쉽다. 후천적 평발 즉 기능성 평발의 경우 발목 관절을 잘못 사용하거나 고관절과 무릎의 비정상적인 움직임으로 아치가 무너진다. 즉 발 때문에 아치의 문제가 생기는 것이 아니라 하지 또는 신체 전반의 문제가 발의 아치를 무너뜨리는 경우가 대부분이다.

발 건강을 해치는 나쁜 습관들

올바른 체중 분산을 하지 않는 걸음걸이

발에는 작은 뼈들이 여러 개가 연결되어 있기 때문에 관절이 많다. 그래서 힘을 어떻게 주느냐에 따라서 마음 먹은 대로 움직일 수 있다. 하지만 잘못된 습관이 그대로 굳어지면 각 관절들이 마음먹은 대로 움직일 수 없게 된다.

그럼 발의 건강에서 가장 중요한 부위는 어딜까? 바로 발가락이다. 발에는 줄을 부드럽게 당기는 도르래처럼 발동작을 부드럽게 돕는 부분이 3곳이 있다. 우선 부르기 쉽게 도르래라고 부르자.

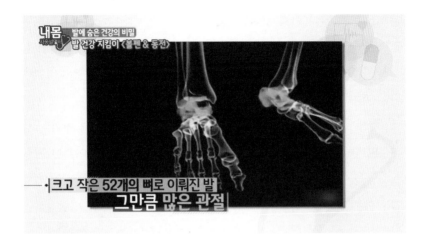

크고 작은 52개의 뼈로 이뤄진 발
그만큼 많은 관절

첫 번째 도르래는 뒤꿈치다. 만약 사람이 걸음을 걸을 때마다 뒤꿈치에 충격이 전해진다면 상처를 입을 수밖에 없을 것이다. 그래서 사람의 뒤꿈치는 도르래처럼 굴러가면서 앞으로 나아가게 한다. 두 번째 도르래는 발목이다. 맨 마지막으로 발가락이 도르래 역할을 한다. 특히 엄지 발가락이 체중을 끝까지 받아서 분산시킨다. 하지만 사람들은 발가락이 걸음에 많은 문제를 일으켜도 도르래의 중요성에 대해 잘 모르고 지나치는 경우가 많다. 사고나 당뇨로 인해 발가락에 문제가 생기면 보행에 문제가 생기기 때문에 보조기, 깔창, 신발변형 등의 처방이 필요하다. 엄지발가락에 생긴 문제를 잡아주지 못하면 우리 몸 전체에 문제가 생길 수 있다.

만약 엄지발가락이 체중 분산을 하지 못한다면 어떤 결과가 생길까? 발의 앞쪽 중족골에 체중이 과도하게 실리게 된다. 체중 분산에 문제가 생긴다. 평소 중족골에 통증이 있다면 발가락을 사용하지 않은 채 걸음을 걷고 있었다는 것으로 이해할 수 있다. 또 서 있을 때도 발가락을 사

용하지 않았을 가능성도 있다. 발의 피로도가 높아지기도 하지만 무릎
이나 고관절 등에 과도한 힘을 주게 되면서 무리한 사용을 하게 된다.

무지외반증으로 인한 중족골 통증

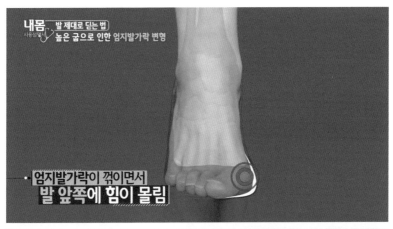

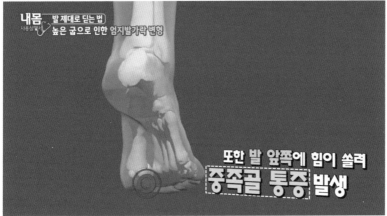

　무지외반증은 대표적인 발 질환으로 아치가 무너지면서 체중이 발의
앞쪽에 과도하게 실려 엄지발가락 뼈가 바깥쪽으로 치우치는 증상을 말

한다. 무지외반증이 진행되면 모양만 휘는 것이 아니라 튀어나온 뼈가 신발과 맞닿으면서 엄지발가락과 중족골의 통증이 심해진다. 또 엄지발가락 관절이 안쪽으로 기울어지면 두 번째, 세 번째 발가락에도 과도한 하중이 전가된다. 이런 부담의 전이가 지속되다 보면 발가락은 더 꺾이고 결국 인대와 힘줄이 버틸 수 없을 정도가 되면 퇴행성관절염이 심하게 진행된다. 무지외반증은 관절염뿐만 아니라 발톱의 변형도 유발시킨다. 체중 배분의 이상이 발톱의 변형을 불러오면서 발톱이 살을 파고드는 증상이 생기는 것이다.

무지외반증은 하이힐을 자주 신는 여성들에게 많이 발생해 '하이힐병'이라고도 불리면서 남성들에게는 해당되지 않는다고 생각하기 쉽다. 하지만 2013년 건강보험진료인원 통계에 따르면 40대 이상 중, 장년층이 전체 진료 인원의 68.1%로 절반 이상을 차지하고 이중 50대 환자가 절반을 차지한다. 특히 주목할 부분은 2009년에 비해 남성의 증가율이 여성보다 2배 높으며 20~50대 청장년층의 남성이 꾸준히 증가하고 있다는 점이다. 남성의 경우 편한 운동화보다 패션을 중시하는 경향이 높아지면서 발볼이 좁은 구두를 신는 습관이 원인으로 꼽힌다. 또 굽이 높거나 발볼이 좁은 구두를 신지 않더라도 평소 걸음 습관이 앞쪽에 체중을 많이 둔다면 무지외반증이 생길 수 있다. 따라서 이제는 무지외반증이 젊은 여성들의 전유물이라는 생각은 버리고 남자들도 엄지발가락에 통증을 느낀다면 특별히 유의해야 한다.

무지외반증은 두 가지 증상을 동반한다. 첫째 엄지발가락이 꺾이면서 발 앞쪽에 힘이 몰려 과도한 힘을 받은 엄지발가락이 바깥쪽으로 꺾이고 통증이 발생한다. 둘째, 발 앞쪽에 힘이 쏠려 중족골에 통증이 발생한다.

한쪽 다리에만 힘을 싣는 습관

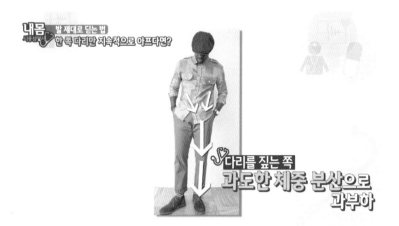

　서있을 때 한쪽 다리에 체중을 싣는 습관도 발의 건강에 해롭다. 보통 한쪽 다리에 과도한 체중을 싣는 일명 '짝다리' 습관이 있는 경우 다리를 짚는 쪽은 과도한 체중 분산으로 과부하가 생기고, 반대쪽 힘을 받지 않는 쪽은 꺾임이 발생한다. 꺾인 쪽은 체중을 주고 싶어도 힘이 들어가지 않게 된다. 또 발목, 무릎, 고관절 등 무게 중심을 두는 곳에 통증이 발생한다.

　이런 경우 집에서 하는 간단한 운동으로 무릎의 높낮이를 조절하는 효과를 볼 수 있다.

건강하게 서고 걷는 법

오래 서있을 때 좋은 자세

오래 서있는 직업을 가진 사람들은 양발을 일자로 서는 것은 좋은 자세가 아니다. 항상 발을 앞뒤 반보 정도 벌리고 서는 것이 가장 좋은 자세다. 설거지나 청소 등으로 오래 서있는 여성들의 경우에도 발을 앞뒤로 벌린 자세가 골반과 척추의 건강을 유지하는 데 좋다. 왜냐하면 양발이 일자로 서 있으면 무게중심이 앞뒤로 쏠리게 된다. 하지만 양발을 앞뒤로 벌리면 무게중심이 앞뒤로 잘 쏠리지 않기 때문이다.

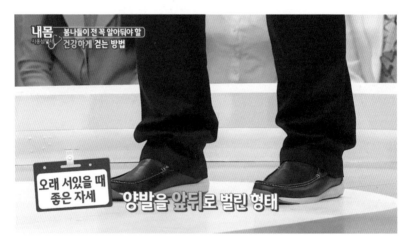

보행할 때 좋은 자세

보행을 할 때는 뒤꿈치부터 발을 말아서 앞꿈치까지 사용하는 습관이 중요하다. 그리고 발을 뗄 때 꼭 엄지발가락을 젖히는 습관이 중요하다. 누군가 뒤에서 잡고 있다고 생각하고 걸으면 상체가 앞으로 숙여지지 않는다. 체중을 뒤쪽에 두는 습관을 가지는 것이 현대인들의 허리, 목, 발의 건강을 지키는 가장 좋은 방법이다.

발가락을 자극하는 초간단 운동 & 자극법

발에 체중이 고르게 분산되지 않으면 어느 한 부분에 체중이 쏠리게 된다. 그러면 해당 부위에는 통증이 생기고 지속적인 자극을 받게 되면 굳은살이 생기게 된다. 그런데 이 굳은살은 단순히 피부의 문제가 아니라 우리 몸속에 있는 장기에도 영향을 끼친다. 따라서 굳은살이 생긴 부위를 보면 내 몸의 어느 장기에 문제가 생긴 것인지 예측할 수 있다.

발뒤꿈치에 굳은살이 생겼다는 것은 스태미너가 감퇴됐다는 신호로 볼 수 있다. 발뒤꿈치는 내분비계통과 생식기에 해당된다. 따라서 발뒤꿈치에 체중이 많이 실리고 지속적으로 지나친 자극을 받으면 내분비계통, 생식기에 문제가 생긴다. 굳은살은 지속적으로 자극을 받았다는 증거로 나타나는 것이다.

또 엄지발가락의 가운데에 굳은살이 있다면 두통, 건망증 등이 있을 수 있다. 엄지발가락의 옆면은 코에 해당된다. 축농증, 비염 등을 의심할 수 있다. 두 번째 발가락은 눈에 해당된다. 눈이 잘 충혈되거나 녹내장, 백내장 등이 생길 수 있다.

> **TIP** 티눈과 사마귀 구별법
> 티눈과 사마귀는 발에 잘 생기는 질환이다. 하지만 두 가지 질환에는 차이가 있다. 우선 티눈은 각질을 깎았을 때 가운데에 핵이 있다. 티눈은 마찰이나 압력에 의해 굳은살과 비슷하다. 사마귀는 바이러스성 질환이다. 그리고 전염성이 있어 건드리면 다른 부위로 전염될 가능성이 많다. 사마귀를 만진 손으로 얼굴, 손 등의 다른 부위로 만지면 안 된다.

새끼발가락은 어깨, 팔에 이상을 가져올 수 있다. 그래서 등이 아프거나 목이 뻣뻣한 증상을 겪는다.

발에는 오장육부가 다 들어있다. 발에는 총 7,000여 개의 신경이 모여 있고 60여 개의 반사구로 형성되어 있다. 발의 각각 부위가 우리 몸 전체와 연결되어 있다.

심장에서 나온 혈액은 발까지 내려갔다가 다시 돌아온다. 발은 우리 몸에서 중간 정류장 역할을 한다고 보면 된다. 자동차에 비유할 때, 중간 정류장을 거치면 그곳에서 여러 가지 점검을 하는 것처럼 발도 마찬가지다. 발이 건강하지 못하면 우리 몸의 순환 자체에 문제가 생길 수밖에 없다. 특히 발은 우리 몸의 12개 경락 중에서 간, 담, 비, 위, 신, 방광 등 6개의 경락이 통과한다. 발이 건강하지 못하면 소화기, 비뇨생식기, 해독 등의 문제가 생길 수 있다.

발 건강을 지키는 운동은 어렵지 않다. 발만 잘 꼼지락거리는 것으로도 발 건강을 충분히 지킬 수 있다. 이 운동법은 발이 아픈 사람들에게는 물론이고 발에 특별한 문제가 없더라도 따라하는 것만으로 발 질환을 예방할 수 있는 가장 좋은 운동법이다. 발도 신체 중의 일부이기 때문에 스트레칭이 필요하다. 발에서 스트레칭이 가장 필요한 부분은 바로 발의 중앙 부분이다. 중앙 부분이 굳어지면 발의 움직임을 어렵게 만든다. 이 부분을 스트레칭 하는 법은 간단하다. 손으로 꺾거나 돌려주면 된다.

발바닥 비틀기
① 발 가운데 아치를 잡고 위 아래로 올렸다가 내려준다. 발의 아치를 펴고 오므리는 느낌으로 해주면 된다.

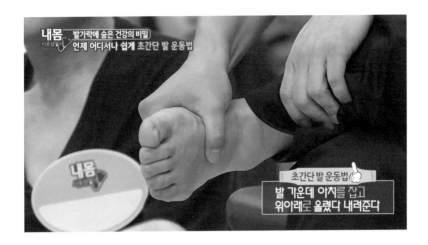

② 처음 동작처럼 같은 부분을 잡고 이번에는 안팎으로 비틀어준다. 발 가운데 뼈와 근육을 이완시켜주는 동작이다.

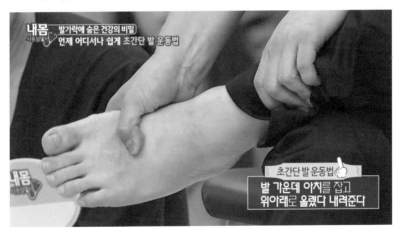

③ 중족골 부위를 잡고 안팎으로 회전시켜준다.

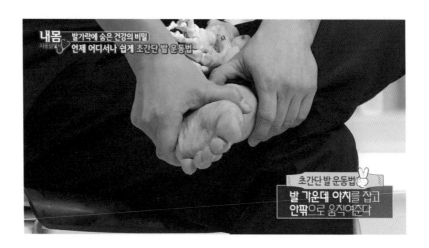

※ 세 동작을 반복한다.

페트병 굴리기 운동법

발에는 수많은 근육들이 있다. 근육이 긴장하지 않고 얼마나 부드럽게 풀려 있느냐가 건강의 척도다. 자기의 손으로 주무르는 것도 좋지만 간단한 도구를 활용해 운동을 할 수 있다. 집에서 쉽게 찾을 수 있는 페트병이나 테니스공, 야구공을 활용하면 된다. 페트병이나 공을 발밑에 두고 문질러주어 발바닥 근육을 이완시켜주면 된다. 힘들거나 통증이 있으면 멈추면 된다.

화장지 & 화장솜을 이용한 건강법

우아하고 아름답게 능력 있어 보이고 인간의 품위를 나타내주는 기관이 발가락이다. 그런데 발가락 사이는 죽을 때까지 땅에 닿지 않는 곳이다. 따라서 내가 스스로 신경 써서 쓰다듬어 주지 않는 한 자극을 받을 일도 없다. 게다가 발가락이 붙어 있으면 체중 분산이 제대로 되지 않아서 서거나 걷는 데도 문제가 생긴다. 이는 발 질환은 물론이고 전신 질환으로 이어진다. 벌어진 발가락이 건강에 좋다는 것도 이런 이유. 따라서 인위적으로 발가락 사이를 자극해주고 벌려주는 것이 건강에 도움이 된다.

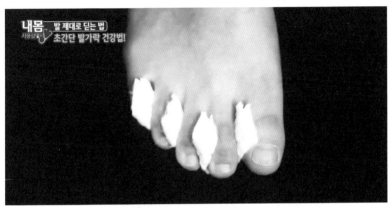

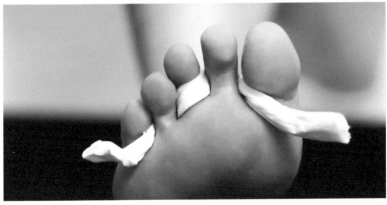

발은 매우 정교한 여러 개의 뼈로 이루어져 있고 여러 개의 작은 소근육들로 연결되어 있다. 대부분의 근육들은 굴곡 후에는 펴줘야 원래 모

양으로 돌아온다. 하지만 현대인들은 늘 신발을 신고 있어 발을 펴는 시간이 부족하다. 이런 경우 근육의 길이가 단축되는 결과를 불러온다. 근육의 단축으로 인한 발의 변형이 관절과 구조에까지 영향을 미치게 된다. 화장솜이나 휴지를 이용한 방법은 간단하지만 의미 있는 발가락 건강 운동이다.

발가락은 늘 신발 속에서 붙어있다. 붙어있는 발가락을 떼어주기 위해서 화장솜과 휴지를 발가락 사이에 끼워준다. 방법은 간단하다. 화장솜 두 개를 접은 후 발가락 사이에 끼운다. 혹시 발가락이 길다면 화장솜을 더욱 두껍게 접어서 끼우면 된다. 이 방법은 하루 일과가 끝나고 취침 직전에 하면 좋다. 수면시간 동안 낮에 붙어있던 발가락을 벌려주는 효과가 있다. 혈액순환이 잘 되고 마사지의 효과도 있다.

두루마리 휴지를 사용하는 방법은 두루마리 휴지 두 겹을 접어 발가락 사이에 지그재그로 끼워준다. 발가락 사이사이에 있는 작은 근육들, 발바닥과 연결되는 근육과 근막 힘줄을 스트레칭 해주어 피로를 풀고 순환을 개선시켜주는 효과가 있다. 단축된 근육은 그 상태로 오래 방치되면 변형되고, 약화되고, 원래 상태로 회복하지 못하고 점차 문제를 일으키는 상태로 악화된다. 때문에, 발가락 사이사이를 늘려주는 것은 발 건강을 위해서 상당히 효과적인 방법이다.

발등 마사지

발등 마사지 방법도 간단하다. 발등을 마사지해주면 발쪽에 있는 혈액을 심장 방향으로 이동시키는 것이다. 이때 발가락의 뼈를 너무 자극하는 것은 조심해야 한다. 발등 마사지를 지속하면 정맥을 통해 심장으로 올라가는 혈액의 순환이 좋아진다.

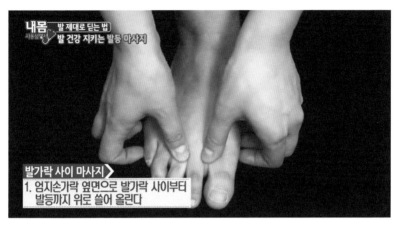

① 발 옆면 마사지 – 엄지발가락부터 발목까지 발의 옆면을 엄지손
가락 옆면으로 쓸어 올려주며 마사지해준다.

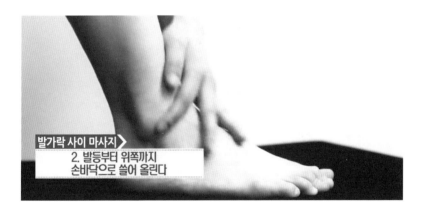

② 발가락 사이 마사지 – 발가락 사이, 뼈가 없는 부분을 엄지손가락
옆면으로 위로 쓸어 올리며 마사지해준다.

diet

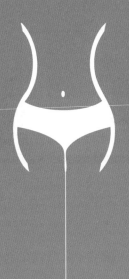

"물만 먹어도 살찐다." 그런 표현을 누구나 한번은 들어봤을 것이다. 살찐 사람들이 하는 흔한 핑계라고 생각했다면 오산이다. 우리의 장에는 비만 세균이 있다. 이 세균은 우리의 몸을 자기들이 자라기 좋은 환경으로 만들기 위해 우리의 체질을 바꿔버린다. 허무한 다이어트보다 보다 본질적인 우리 몸 세균 잡기에 관심을 가져보자. 어쩌면 다이어트가 아닌 우리 몸의 체질을 바꾸는 데 성공할 지도 모른다.

Chapter 12

다이어트 ▶

당신이 물만 마셔도
살찌는 이유

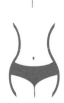

우리의 장 속에는 세균이 산다

살 빼서 예뻐지고 싶은 건 누구나 가지고 있는 욕심이다. 그러다보니 뜨거운 여름철이 되면 온갖 다이어트법들이 쏟아지고 있다. 다이어트의 첫 번째 방법은 바로 식사량을 줄이는 것이다. 그런데 아무리 식사량을 줄여도 효과가 없다는 이야기를 하는 사람들이 있다. 그런 사람들이 흔히 하는 말이 바로 이거다. "나는 물만 마셔도 살이 찐다." 이 말은 사실일까?

물만 마셔도 살이 찐다는 사람들의 장을 들여다보면 그 속에는 비만 세균이 자리 잡고 있다. 우리 몸속 장에는 무려 100조 개가 넘는 세균이 자리 잡고 있다. 크게 구분하면 비만을 유발하는 퍼미큐티스와 비만을 억제하는 박테로이데테스로 나뉜다. 이 두 부류 중 어느 쪽 세균이 많으냐에 따라 비만 체질과 마른 체질로 나뉘는 셈이다. 같은 양의 식사를 해도 어떤 사람은 80킬로칼로리(kcal)를, 또 어떤 사람은 100킬로칼로리(kcal)를 소모한다. 이것을 기초대사율이라고 하는데, 왜 이런 차이가 나타나는 것일까? 이런 차이를 결정하는 몇 가지 요인 중 하나가 장내 세균의 구성 비율 차이로 인한 에너지 대사능력의 차이다. 다시 말해 비만인 사람의 장에는 비만유발 세균인 퍼미큐티스균 층이 높고 비만억제 세균인 박테로이데테스균 층의 비율은 상대적으로 낮게 나타난다. 이런 장내 세균의 구성 비율은 비만의 결과이기도 하면서 그 사람의 체질, 특히 비만을 결정하는 중요한 요인으로 작용한다.

이것과 관련된 연구결과가 있다. 뚱뚱한 쥐와 날씬한 쥐의 몸에 어떤 세균이 있나 살펴봤더니 뚱뚱한 쥐는 비만유도 세균인 퍼미큐티스균들이 많은 반면, 날씬한 쥐는 비만억제 세균인 박테로이데테스균이 많았다. 뚱뚱한 쥐와 날씬한 쥐의 몸에 있던 비만 세균을 추출해 각각 무균 쥐에 넣고 보름동안 똑같은 양의 먹이를 줬다. 보름 후 뚱뚱한 쥐의 장내 세균을 받은 무균쥐가 두 배 이상 살이 찐 결과가 보고 됐다. 이 실험으로 알 수 있는 것은 같은 양을 먹어도 비만유발 세균이 장내에 많으면 더 살이 찌기 쉬운 체질로 변한다는 말이다. 이 실험과 비슷한 결과가 또 있다. 네이처에 발표된 논문에 따르면 정상 체중의 사람의 경우 퍼미큐티스균이 전체 세균 중 30%를 차지하는 반면 과체중인 사람들은 90% 정도를 가지고 있는 것으로 언급됐다. 그동안 비만클리닉을 찾는 환자들에게 대사율을 증진시키는 방향으로 초점이 맞춰졌지만 이제는 비만 세균에도 관심을 가져야 한다는 것을 보여주는 결과다.

비만유발 세균은 왜? 어떻게 생길까?

비만유발 세균인 퍼미큐티스균은 우리 몸에 들어오는 음식물을 소장에서 흡수되기 쉬운 당, 지방으로 변화시킨다. 퍼미큐티스균은 당이나 지방이 많은 환경에서 잘 자라는 특징이 있다. 그 결과 에너지를 과잉 저장해 비만을 유발한다. 특히 동물성 지방에 민감해 오랫동안 육류를 섭취하지 않더라도 육류를 먹는 즉시 증가하는 경향을 보인다. 서울보라매병원 가정의학과 팀에서 6주 동안 육류를 금식했을 때 비만 세균에 어떤 변화가 생기는지에 대한 실험을 한 적이 있다. 실험 결과는 놀라웠다. 장내 세균 중 75.7%를 차지하던 비만유발 세균인 퍼미큐티스균의 비율이 47.3%로 줄은 반면 15.7%에 불과하던 비만억제 세균인 박테로이데테스는 47.7%로 늘었다.

육류뿐만 아니라 패스트푸드, 술 등과 같이 고지방 고탄수화물을 많이 섭취하면 할수록 장내에 있는 비만유발 세균에 더없이 좋은 환경을 제공하는 것이다.

조금 더 보충설명을 하자면, 대표적인 비만유발 세균은 몸 속 신진대사를 방해해 지방을 축적하게 하는 엔테로박터라는 세균과 메탄가스를 뿜어 음식물이 우리 장을 통과하는 데 방해를 해 더 오래 몸속에 남아 흡수되게 만드는 메타노브레비박터라는 세균이 있다. 즉 이 비만 세균들은 자신들이 좋아하는 환경인 고지방 고당분의 몸을 만들기 위해 각자의 무기를 써서 우리 몸에 면역기능을 떨어뜨리고 염증을 일으켜 지방세포의 분할을 촉진하고 이로 인해 살을 더 찌게 만드는 주범이다. 즉 세균의 입장에서 보면 자신의 생존을 위해서 자신이 잘 살 수 있는 환경 즉, 우리가 비만인 몸이 되는 환경을 열심히 만들어나가는 것이다.

일단 비만유발 세균이 우리 몸에서 득세를 하게 되면, 지방과 당분을 선호하기 때문에 같은 양이 들어오더라도 더 잘 분해해 우리 장에 잘 흡수되도록 만든다. 즉 과체중인 사람의 몸에 많이 존재하는 비만유발 세균이 먹이로 삼는 영양분인 당과 지방은 과체중인의 체내에 흡수와 축적이 더 잘 이뤄진다는 이야기다. 우리가 고지방 고칼로리식을 주로 먹으면 그 음식을 좋아하는 비만 세균이 늘어나고 그 결과 지방과 당분이 우리 몸에 더 많이 들어와 살이 찌는 악순환을 초래하게 되는 것이다. 결국 이때부터는 같은 양을 먹어도 지방과 당분의 흡수량이 증가하기 때문에 살이 찌기 쉬운 체질로 변한다. 또 하나 더 놀라운 기전(메커니즘)은 당분을 좋아하는 비만유발 세균이 우리 뇌의 식욕조절 호르몬 분비에도 관여를 한다는 점이다. 비만유발 세균이 많아지면 그렐린 같은 식욕증가 호르몬을 활성화시키고 렙틴과 같은 식욕 억제 호르몬은 억제해 단 음식을 더욱 탐닉하게 만든다. 이것은 비단 비만뿐만 아니라 당뇨를 일으키는 데도 관여한다.

비만억제 세균은 왜, 어떻게 생길까?

장내 세균은 우리 몸을 이롭게 하는 유익균과 해로운 유해균이 균형을 이루며 산다. 어느 한쪽이 늘어나면 다른 한쪽이 줄어드는 체계를 가지고 있어서 유익균이 늘어날 경우 유해균은 자연스럽게 줄어드는 셈이다. 이것은 결국 비만 세균도 마찬가지다. 비만을 유도하는 세균들이 활성화되어 있으면 자연히 비만을 억제하는 세균은 현저히 줄어들 수밖에 없다.

그렇다면 비만억제 세균은 어떻게 만들 수 있을까? 장내 세균 구성비가 달라지는 이유는 바로 우리가 입으로 먹는 '영양소'에 있다. 장내 세균은 사람이 먹는 음식의 영양소를 에너지원으로 살아간다. 그런데 세균 종류마다 선호하는 영양분은 각각 다르다. 우리가 고지방 고칼로리식을 주로 먹으면 그 음식을 좋아하는 비만 세균이 늘어나는 반면, 반대로 비만억제 세균은 섬유질을 분해해 사람이 사용할 수 있는 형태로 바꿔주는 역할을 하므로 섬유소의 섭취를 늘리면 이 세균도 늘어난다. 따라서 비만유발 세균을 번식시키는 고지방, 고탄수화물 등의 인스턴트 음식들을 피하고 비만억제 세균이 좋아하는 섬유질을 많이 섭취해 주는 것이 중요하다. 실제로 미국 워싱턴대학교 연구팀의 연구결과에 따르면 비만 환자들에게 1년 동안 저지방, 저탄수화물, 섬유질 군의 식사를 하도록 했더니 비만유발 세균인 퍼미니큐테스균이 73%까지 떨어지고 비만억제 세균인 박테로이데스균은 15%로 늘어났다.

비만 세균 잡는 내 몸 만들기

비만 세균은 잡는다는 표현보다는 살지 못하도록 환경을 만들어줘야 한다는 게 더 적절한 표현이다. 비만을 앓고 있는 사람들이 반드시 알아야 할 병명이 있다. '습담증'이다.

대부분의 비만 환자들은 습담증을 앓고 있다. 습담은 체액의 기능이 원활하지 않아 문제가 발생한 것을 말한다. 혈액, 림프액, 조직액 등 몸 안의 액체를 말하는 체액은 우리 몸 구석구석에 영양분과 산소를 운반하는 것은 물론, 노폐물도 운반하고 제거하는 역할을 한다. 이런 체액들이 비장, 폐, 신장의 기능이 떨어지면서 제 구실을 못하고 어느 한 곳에 정체하게 되면 장기와 근육 등 인체 조직에 습담이 발생한다. 이 습담으로 인해 체지방이 늘고 몸이 부어 뚱뚱해 보이는 것이다. 이 습담이 제거되지 못하면 다이어트에도 내성이 생겨 지속적으로 반복하는 비만의 악순환에 갇히게 된다. 쉽게 설명하자면 습담이란 비만유발 세균이 좋아하는 환경일 뿐 아니라, 그 결과로 과다하게 자리 잡고 있는 비만유발 세균 자체가 바로 습담증의 일환이다. 사실 미세현미경과 같은 진단기기의 발달로 세균을 구분하면서 비만 세균이 이슈가 되고 있지만 한의학적인 원리로 볼 때는 당연한 결과이기도 하다. 우리 몸은 잘못된 식습관이나 과로, 스트레스 등의 원인으로 기력이 떨어져 몸에 병리적인 노폐물로 쌓이게 된다. 이는 단순히 많이 먹고 활동량이 줄어서 일시적으로 찌는 지방살과는 별개로 "습담증"이 진행된 상태로 인식했다. 그 주 증상이 식욕증가, 피로, 운동량과 상관없는 부종, 당분의 필요량 증가, 체중증가, 근육통과 무거움, 혈액순환 장애로 오는 저린 증상(비증) 등으로 바로 장내 비만 세균의 증가로 일어난 몸 상태의 변화와 일치한다.

습담증이든 비만유발 세균의 과잉증식이든 이것은 하나의 병리적인 변화로 서로 이름만 다를 뿐 같은 기전으로 본다. 이 둘은 모두 급성적인 비만 초기의 상태가 아니라 반복되거나 그 기간이 길어져서 나타나는 만성적인 비만의 상태라고 볼 수 있다. 쉽게 설명하면 살이 잘 찌는 체질과 안찌는 체질은 옷의 첫 단추와 같다. 일정 기간 동안 섭생을 잘못해 비만의 길로 접어들면 몸에 습담 또는 비만유발 세균이 생기고 그 자체가 비만을 일으키는 원인이 되어 다시 체중이 늘어나는 악순환이 반복된다. 한의학적인 습담(몸에 병리적인 노폐물이 과다해진 상태)은 바로 비만 세균이 증식하는 몸의 환경이기도 하고 한편으로는 비만 세균이 과다해진 몸 상태 자체를 습담증으로 볼 수 있겠다.

습담증을 극복하는 방법은 결국 장의 환경을 체중 감량하기 좋은 환경으로 바꾸는 것밖에 없다. 앞에서도 언급했듯이 장내 세균들은 종류에 따라 식습관이 각각 다르다. 우리가 어떤 먹이를 주느냐에 따라 늘어날 수도 줄어들 수도 있다. 우리가 만약 비만유발 세균이 좋아하는 당과 지방이 많이 함유된 음식을 즐기면 이 세균들이 점점 늘어난다. 결국 세균 스스로 살 길을 만들게 되니 육류나 당질을 조금만 먹어도 단백질 지방의 소화 흡수가 원활히 이루어져 점점 쉽게 살이 찌는 체질로 변하는 것이다. 그렇다면 답은 유익균을 늘리는 환경을 만들어주는 것인데 유익균이 좋아하는 식이 섬유를 많이 섭취해 비만억제 균의 수를 증가시켜야 한다. 즉 비만억제 세균이 좋아하는 먹이를 많이 섭취하면 장내 환경이 비만억제에 좋은 쪽으로 바뀌는 것이다.

비만억제 세균이 좋아하는 먹이에는 어떤 것이 있을까? 섬유소가 많은 음식을 섭취하는 것이 가장 기본이다. 비만억제 세균 중에서도 대표격인 프리보텔라라는 장내 세균은 섬유질을 분해해 사람이 사용할 수 있는 형태로 바꿔주는 역할을 한다. 다이어트를 할 때 섬유소가 많은 음식을 먹으면 다이어트가 쉬워지는 이유가 여기에 있다.

장내 유해균을 잡는 발효 폴리페놀

식물들은 붉은 색, 초록색, 자주색 등 다양한 색깔을 가지고 있다. 식물들이 왜 이렇게 다양한 색깔을 가지고 있는지 생각해본 적이 있는가? 이유는 간단하다. 식물은 땅에 뿌리를 박고 있기 때문에 공격하는 포식

자와 혹독한 자연 환경으로부터 도망갈 수가 없다. 그래서 스스로를 지키기 위해 광합성의 과정에서 만들어낸 보호물질, 즉 식물의 색깔에서 나오는 영양물질이 바로 폴리페놀이다. 콩의 검은 색소나 블루베리의 청자색, 가지의 자주색 등이 대표적이다. 그런데 이런 폴리페놀 성분을 우리가 섭취하면 유해 산소를 비롯한 각종 노폐물, 산화물질, 그리고 콜레스테롤을 줄여주는 효과를 가진다. 이러한 유해물질들은 비만 세균의 먹이가 되기도 하니까 비만 세균을 줄여주는 효과를 가지며 반대로 비만억제 세균의 환경을 도와주는 물질이라고 볼 수 있다. 예를 들자면, 물고기 중에는 청정해수에만 자라는 어류와 탁한 물에만 자라는 어류가 있다고 가정해보자. 폴리페놀이 바로 청정 해수를 만드는 정화제라고 보면 된다. 폴리페놀 섭취가 많아지면 청정해수를 좋아하는 유익균은 늘어날 것이고 반대로 고당분 고지혈과 같은 탁한 수질에서 생존하는 비만 세균 등의 유해균은 줄어들 수 밖에 없다.

폴리페놀이 발효과정을 거치게 되면 폴리페놀 중합체를 형성하게 되는데, 이 과정을 통해 섭취가 힘든 섬유소의 흡수가 늘어나고 각종 폴리페놀 영양소들이 더 다양해지고 소화흡수가 늘어나게 된다. 결국 발효된 폴리페놀은 장내 유익균의 먹이가 되거나, 장 세포의 활성을 조절해 장내 유익균을 늘려주는 역할을 하여 장내 환경개선에 도움을 주게 된다.

비만 세균을 잡는 특급 식품

발효차

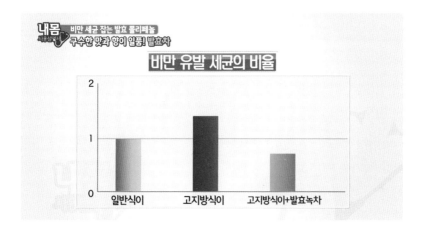

대개 발효차는 낯설게 느낀다. 일반 차는 덖음과정, 흔히 찻잎을 볶는 과정을 거치지만 발효차는 그 과정 대신 잘 말려서 숙성시키는 발효과정을 거친다. 대표적인 차로 홍차와 보이차가 있다. 반발효차(半發酵茶)로는 우롱차가 대표적이다. 또한 우리가 흔히 마시는 녹차는 대부분 잎을 볶은 제품이지만 시중에서 잎을 발효한 녹차도 쉽게 구입할 수 있다. 이것들이 다른 차에 비해 다이어트에 좋은 차들이다.

기본적으로 녹차와 홍차의 떫은맛을 내는 성분은 카테킨이라는 성분으로 폴리페놀 중에서도 지방의 흡수를 억제하고 체지방 감소에 효능이 있다고 알려져 있다. 이밖에도 혈중 콜레스테롤을 저하시키는 효능도 있어 동맥경화 등의 생활 습관 질환을 예방하는 데에도 영향을 미친다. 발효를 거치게 되면 발효 폴리페놀이 함유되게 되며 이는 비만억제 세균인 프리보텔라 증가에 도움을 줘 다이어트를 돕게 되는 것이다.

실제로 발효차가 비만 세균에 미치는 영향을 실험한 연구가 있다. 일반 식이를 섭취한 쥐와 고지방 식이를 섭취한 쥐, 그리고 고지방 식이와 함께 발효 녹차를 마신 쥐의 비만억제 세균과 비만유발 세균을 비교한 결과 일반 식이는 정상 수치를 보였다면 고지방 식이는 비만유발 세균의 수치가 많았다. 반대로 고지방 식이를 섭취했음에도 발효 녹차를 함께 섭취한 쥐의 경우 비만억제 세균의 수치가 더 많음을 알 수 있었다. 이 외에도 실제로 발효차를 꾸준히 마신 쥐들이 그렇지 않은 쥐들보다 비만해지지 않은 실험들이 밝혀지면서 발효차의 일종인 홍차나 보이차 발효 녹차를 꾸준히 마시는 게 다이어트에 도움을 줄 수 있음을 알 수 있다.

양파와인

양파가 지닌 놀라운 효능은 이미 널리 알려져 있다. 양파는 기본적으로 항산화성분이 다량 함유돼 있어 특히 체중, 혈압, 중성 지방의 감소에 탁월하다. 또 채소로서는 단백질이 많아 우리 몸에 불필요한 젖산과 콜레스테롤, 고지방을 녹이는 대표적인 식품이기도 하다. 또한 양파의 성질이 온하고 맛이 매워서 비위 기능을 돋워주고 습담 제거에 도움이 된다. 덧붙이자면, 양파의 매운맛을 내는 알리신 성분은 혈관 벽에 콜레스테롤이 들러붙지 않도록 해주기 때문에 동맥경화를 비롯한 많은 성인병을 예방하는 효과가 있다. 또한 양파껍질에는 녹차의 카테킨 효능만큼이나 뛰어난 쿼세틴(quercertin)이 풍부한데 이 성분도 폴리페놀의 일종으로 혈전을 녹이고 뭉쳐있던 혈액을 풀어주는 효능이 있어 양파껍질을 끓여 먹게 되면 비만 세균의 먹이를 줄이는 장내 환경을 만들어줌으로써 고혈압 예방 및 비만 예방에 도움이 된다.

생 양파를 포도주에 담아 마시는 양파와인은 유럽에서 즐겨 이용되는 약용 술로 마시는 약이라 불리기도 한다. 특히 이미 오래 전 폴리페놀을 풍부하게 함유하고 있어 세계적인 주목을 받은 바 있는 레드 와인에는 포도 껍질의 색소 성분인 안토시아닌과 떫은맛을 나타내는 타닌을 비롯해 그 밖에도 많은 종류의 폴리페놀이 함유돼 있다. 또한 레드 와인의 제조과정에서 포도껍질과 씨는 물론, 줄기를 함께 발효시키는 경우가 많기 때문에 적포도주가 압도적으로 높은 발효 폴리페놀 함유량을 자랑한다. 이런 다량의 폴리페놀 성분은 장내 환경을 개선하여 비만유발 세균을 억제하는 효과는 물론 인체의 활성산소로 인한 만성피로, 항노화에 탁월한 것으로 알려져 있다. 양파와인은 소주잔 한 홉 크기의 잔에 하루 2~3번 정도 마시면 된다. 특히 일반 양파보다 샬롯이라는 미니 서양양파가 있는데 샬롯은 일반 양파에 비해서 퀘세틴 함량이 2.7배, 당도가 2배정도 높은 것으로 알려져 있다. 따라서 샬롯을 이용하면 영양소 섭취를 늘릴 수 있고, 먹기도 쉽고, 맛도 좋다. 와인도 술이기 때문에 칼로리가 높다. 레드 와인은 칼로리가 비교적 낮은 술이지만 그래도 약으로 조금씩 마시는 것이 좋다. 또 빈속에 섭취하면 위 점막을 자극해 위염을 발생시킬 수 있다. 식사와 곁들여 즐기는 것이 현명하다.

양파와인 만들기

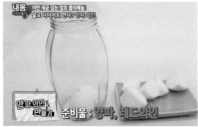

① 양파의 맨 바깥 껍질만 벗겨 낸 뒤 4등분하여 자르고 레드 와인을 부어 담아둔다.

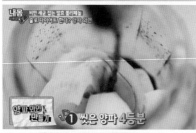

② 용기에 뚜껑을 덮고 밀폐한 뒤 그늘진 곳에 2~3일간 재운다.

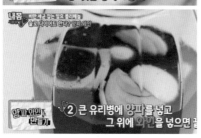

③ 3일 뒤 채로 걸러 양파를 건져내고, 분리한 포도주는 다시 용기에 넣어 냉장 보관하여 마신다.

사과식초

식초는 발효 음식의 왕이다! 보통 발효 식품들은 한 가지 정도의 발효 과정을 거치지만 식초는 한 단계 발효된 술을 다시 발효시켜 만들어진 발효의 '끝판왕'이다. 그래서 동서양을 막론하고 예로부터 조미료이자 방부제, 의약품으로 활용된 식초가 최근에는 각종 성인병 예방에 효과가 있는 건강식품으로 주목받고 있다. 만들기도 생각보다 어렵지 않아서 집에서도 간단히 만들 수 있다. 천연 발효 식초의 주성분은 초산이며 아미노산, 사과산, 호박산, 주석산 등 60가지 이상의 유기산과 미네랄이 풍부하다. 식초의 유기산은 칼슘의 흡수를 증가시켜준다. 칼슘 자체로는 흡수가 잘 안되고 유기산과 결합을 해야 몸에 흡수가 되는 것이다. 따라서 식초의 유기산은 칼슘의 흡수를 도와준다. 식초에 있는 비타민 B1은 지방의 연소를 도와 다이어트에 효과가 있다고 알려져 있다.

> **TIP** 사과식초 만들기
> ① 깨끗하게 씻은 사과를 썰어서 식초와 흑설탕 비율을 1:1:1로 용기에 담는다.
> ② 이제 숙성이 필요하다. 하루 정도 실온에 두었다가 냉장고에 넣어 14일 정도 숙성시키면 된다.
> ③ 15일 정도 숙성을 한 뒤 먹으면 된다.

2005년 스웨덴의 한 대학 연구팀은 식초가 체내 인슐린 반응을 감소시키고, 포만감을 높여 식사량 감소 등 다이어트 효과가 있다고 발표했다. 실제로 위장의 활동이 떨어지는 고령층도 식초 한 잔은 건강 촉진제라고 부를 정도로 식초 그 자체가 소화효소다. 신진 대사를 촉진하고 장운동을 활발히 해 소화 불량과 변비 증상 완화에 도움을 주는 착한 다이어트 대표 식품으로 볼 수 있다. 다이어트에 이상적인 식초의 섭취량은 1회 식사에 10ml 정도로 3끼 식사로 나누어 하루 총 30ml정도 섭취하면 좋다. 식초는 갑작스런 혈당 상승이나 혈중 콜레스테롤의 합성을 억제하는 작용도 있기 때문에 식사 중간이나 식후에 섭취하는 걸 권장한다. 다만 식초의 시큼한 맛은 침샘을 분비시키고 식욕을 촉진하는 작용이 있으므로 공복에 섭취하는 것은 좋지 않으며, 공복에 마시면 강한 산의 영향으로 위장과 식도에 자극을 줄 수 있으므로 물에 희석하거나, 복용량을 줄여 섭취하는 게 좋다.

초간단 식욕억제법

최근 미국의 한 병원에서 발표한 재미난 연구 결과가 있다. 미국 세인트루크병원 연구팀은 고도비만인 남녀를 대상으로 식욕을 가라앉히는 행동 효과를 측정했다. 우선 식욕을 불러일으키는 음식을 파악한 뒤 각 음식에 대해 지금 느끼는 식욕의 정도와 머릿속에 음식을 떠올렸을 때 이미지 선명도를 점수로 나타내도록 했다. 그리고 각각 검지로 가볍게 이마와 귀 발가락을 30초 간 두드리게 한 후 식욕과 이미지 선명도 평가를 했더니, 다른 동작에 비해 이마를 두드렸을 때 식욕을 최대 10% 이상 억제한 것으로 나타났다.

이 실험에 이마를 두드리는 동작을 포함시켰다는 것은 식욕을 비롯해 충동과 관련된 부분이 뇌의 전두엽과 관련되어 있기 때문이다. 실제 전두엽은 상황을 종합적으로 판단해 자신의 행동을 제어하는 역할을 주로 하는데 이 전두엽으로 가는 통로가 이마에 위치해 있다. 무언가를 먹고 싶다는 강력한 욕구를 느끼고 있는 상태에서 이마를 두드리면 전두엽에서 충동적인 욕구를 자제하는 작용을 함으로써 식욕 억제에 도움이 됐던 거 같다.

갈색지방 vs 백색지방

우리가 대개 알고 있는 지방의 색깔은 흰색이다. 그러나 우리 몸에는 흰색이 아닌 갈색지방도 존재한다. 지방이라고 해서 다 같다고 생각하면 오산이다. 지방 중에서도 좋은 지방과 나쁜 지방이 존재한다. 바로 백색지방이 나쁜 지방, 갈색지방이 좋은 지방이다. 백색지방은 사람이 음식을 통해 섭취한 열량 중 인체에 꼭 필요한 포도당과 지방산이 몸속에서 에너지원으로 쓰이고 남은 것을 말한다. 하지만 이것이 계속 쌓이면 지방의 세포 수와 크기가 늘어나 비만이 된다. 반대로 갈색지방은 백색지방을 태워 발생시키는 에너지를 연소시켜 비만을 막아준다. 그러므로 다이어트를 위해서는 백색지방을 최대한 줄이고 갈색지방을 늘리는 것이 중요하다.

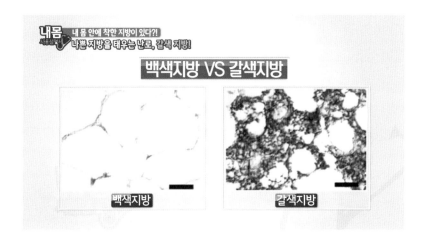

보통 배, 엉덩이, 허벅지 등 지방이 쌓이기 쉬운 장소에 붙은 피하지방과 유난히 나온 배 안에 차여 있는 내장지방은 백색지방에 해당된다. 백색지방은 혈액 내 지방이 쌓이는 것이므로 당뇨, 고혈압, 심혈관 질환 등 각종 성인병의 원인이 되며 특히 여성들은 백색지방이 많이 쌓일수록 노화 진행속도가 빨라져 늙게 된다.

백색지방은 우리가 지금까지 흔히 생각하는 저장 조직으로서의 지방이다. 당연히 식습관이 고지방식이라면 잉여분의 지방을 백색지방으로 축적하게 된다. 과잉되면 지방으로 축적되기 쉬운 영양소가 또 하나있다. 바로 탄수화물이다. 특히 동양계 여성들의 비만 원인 중 주범이 바로 탄수화물의 과잉 섭취다. 탄수화물을 섭취하면 소화 과정에서 포도당으로 변한다. 이로 인해 체내에 인슐린이 증가하고 그 결과 근육과 혈액 속에 글리코겐이라는 형태로 저장된다. 저장된 글리코겐은 체내의 필요한 에너지로 사용되기도 하지만 남은 것들은 대부분 피하지방이나 내장지방으로 몸속에 쌓인다. 그러므로 탄수화물 섭취만 줄여도 인슐린 분비량이 감소하면서 에너지가 지방으로 변해 체내에 쌓이는 것을 어느 정도 막을 수 있다.

갈색지방을 늘려야 한다?

갈색지방이 늘어나면 기존에 가지고 있는 백색지방까지 없앨 수 있다. 보통 지방조직은 하얀색이다. 전문용어도 백색지방 조직이라 부른다. 쥐 같은 소형 포유류는 백색지방 조직과는 별도로 색깔이 갈색을 띠는 갈색지방 조직을 가지고 있다.

몸무게가 똑같은 쥐를 뽑아 한 무리의 쥐에게는 갈색지방을 활성화시키는 물질을 투입한 뒤 두 달 동안 같은 열량의 음식을 먹이고 같은 강도의 운동을 시켰다. 그 결과 갈색지방이 활성화된 쥐는 보통 쥐보다 몸무게는 줄고 근육은 늘어났다는 연구결과도 있다.

갈색지방의 색깔은 왜 갈색일까? 갈색지방에는 철 함유량이 높은 미토콘드리아가 잔뜩 들어있기 때문이다. 미토콘드리아는 세포 내 호흡을 담당하는 기관으로 혈액 속 포도당을 에너지(ATP)로 바꾸는 기능을 한다. 그런데 갈색지방의 미토콘드리아는 에너지로 만들지 않고 열을 바로 만들어 백색지방을 태운다. 결국 살이 쉽게 찌지 않는 체질로 바꿔주는 것이다.

연구 결과 몸속에 갈색지방 50g이 있으면 하루 최고 300킬로칼로리(kcal)를 태울 수 있다. 실제 갈색지방이 50g만 늘어도 사람의 기초대사량은 20% 증가한다는 연구 결과도 있다. 기초대사량은 활동량이 없어도 기본적인 대사 과정에서 몸이 소비하는 에너지이다. 예를 들면 심장이 뛰고 체온이 유지되면서 소비되는 에너지들이 여기에 포함된다. 각 사람마다 기초대사량은 다르지만 다이어트 효과를 보려면 기초대사량을 높여야 한다.

백색지방을 갈색지방으로 바꾸는 호르몬

이리신 호르몬

이리신 호르몬은 환상의 호르몬으로 불린다. 그리스 신화의 전령의 여신 이리스를 따 이름을 붙였다. 갈색지방은 운동을 통해 근육을 자극했을 때 근육세포에서 발생하는 이리신이라는 호르몬에 의해 나타난다. 이 호르몬이 지방의 저장소인 백색지방을 갈색지방으로 변형시키는 역할을 한다. 미국 하버드의대 연구진들은 운동을 할 때 근육세포에서 많

TIP 견갑골 운동

① 무릎을 살짝 구부려준 상태에서 엉덩이를 뒤로 쭉 뺀다. 이때 고개를 숙이지 말고 시선은 정면을 향한다.

② 허리는 S라인을 유지한 채 양팔을 활짝 옆으로 벌려주면서 일어나는데 동시에 허리는 뒤로 확 젖혀주는 동작을 5초간 유지한다.

③ 이 동작을 10~20회 반복한다.

※ 엉덩이를 뒤로 뺄 때는 무릎을 살짝만 구부려야 한다. 무릎은 살짝 구부린 상태에서 가슴을 활짝 펴야 한다. 그리고 팔을 뒤로 펼 때는 가슴을 반드시 쭉 내밀면 된다. 이때 가슴을 쭉 내밀면 등 가운데 골이 자연스럽게 접히면서 근육이 자극된다.

이 만들어지는 FNDC5라는 단백질의 역할을 연구하던 중 이 단백질이 아미노산 길이 112개인 조각으로 잘린 뒤 혈관을 타고 백색지방 조직으로 가서 갈색지방처럼 변화된다는 사실을 발견했다. 이 단백질 조각이 호르몬이었다. 결국 운동이 이리신 호르몬을 분비해 백색지방을 갈색지방화 시켜 열 발생을 유도하는 것이다. 실제 10주 간 운동을 한 사람의 혈중 이리신 농도는 운동을 하지 않은 대조군의 2배에 이른다.

이리신 호르몬은 짧은 시간에 고강도로 운동을 하기 보다는 장시간 낮은 강도로 운동 할 때 많이 분비된다. 일주일에 4회, 40분 정도 빠르게 걸으면 이리신 호르몬의 분비가 늘어난다. 집에서 틈틈이 스쿼트나 윗몸 일으키기, 팔굽혀펴기와 같은 근력운동을 꾸준히 하는 것만으로도 충분히 갈색지방을 만들 수 있다.

식욕을 관장하는 '오렉신 호르몬'

오렉신 호르몬은 뇌의 시상하부 쪽에서 분비되어 식욕을 관장하는 신경전달물질이다. 비만의 원인은 갈색지방을 활성화하는 오렉신 호르몬의 결핍 때문이다. 미국 스탠퍼드 버넘 당뇨병 비만연구센터 연구팀은 호르몬이 체중 증가에 영향을 미치는지에 관한 연구를 진행했다. 이 연구팀이 주목한 것은 오렉신 호르몬이었다. 연구에서 보통 쥐와 오렉신이 부족한 쥐들에게 6주 동안 고지방식을 투여한 결과 보통 쥐는 15% 정도 무게가 늘어난 반면 오렉신이 부족한 쥐들은 45%까지 몸이 불어났다. 오렉신이 부족한 쥐는 몸에서 충분히 열을 생산하지 못해 칼로리 소모를 하지 못했다. 결국 갈색지방 또한 제대로 발달되지 않아 여분의 칼로리가 지방으로 축적되는 결과를 낳았다. 그런데 연구팀이 생쥐에게 오렉신을 주입하자 갈색지방이 발달하기 시작했고 칼로리 소모도 정상적으로 이뤄졌다.

오렉신을 생성하는 데 필수적인 성분은 달걀흰자와 같은 단백질이다. 영국 케임브리지 대학교 연구팀은 달걀의 단백질, 특히 흰자에 있는 단백질 성분이 정신을 맑게 해 뇌를 깨어있게 해준다는 사실을 발견했다. 달걀흰자 단백질의 기능은 흔히 원기 회복제로 쉽게 택하는 초콜릿이나 비스킷 등 단 음식에 들어 있는 당질보다 훨씬 효과적인 것으로 나

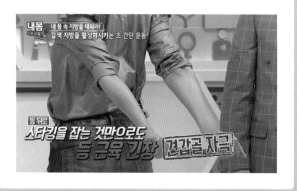
타났다. 달걀흰자는 뇌 세포를 활성화시키고, 오렉신의 방출을 촉발시킨다. 달걀흰자를 비롯한 단백질 음식은 오렉신 호르몬 분비를 돕는다. 오렉신 호르몬 자체가 단백질로 유래된 호르몬 내지는 신경전달물질이기 때문에 달걀, 두부, 쇠고기, 생선 등 양질의 단백질 섭취는 오렉신 호르몬 분비를 만드는 것이다.

반대로 오렉신 호르몬의 분비를 막는 음식도 있다. 설탕은 오렉신 호르몬의 분비를 막는다. 식사 후 과도하게 축적된 포도당이 오렉신 세포의 활동을 막아 오렉신 호르몬의 분비를 지연시켜 결국 식곤증과 무기력증으로 이어지고 부족한 오렉신 호르몬 분비는 에너지 대사를 급격하게 떨어뜨려 살이 찔 수 있다.

갈색지방을 늘리는 식품들

코코넛오일

코코넛오일은 요즘 다이어트로 각광받는 대세 식품이다. 최근 해외 유명 톱스타들의 다이어트 방법으로 화제가 되기도 했다. 일본에서도 코코넛오일을 이용한 다이어트가 책으로 출간될 정도로 열풍적인 인기를 끌고 있다.

흰 쌀밥 한 공기는 대략 300칼로리 정도다. 여기에 찌개나 국 밑반찬까지 함께 먹으면 한 끼 칼로리 섭취량은 결코 적지 않다. 그렇다고 한국인들은 반찬이나 국을 포기하지 않는다. 그래서 코코넛오일로 밥이 가지고 있는 칼로리 자체를 떨어뜨리는 것이다. 미국화학학회 학술대회가 최근 발표한 연구에 따르면 쌀밥에 코코넛오일을 더한 다음 냉장고에 넣어 식히면 칼로리가 무려 60%나 떨어진다.

쌀은 소화가 잘 되는 녹말과 저항성 녹말 두 가지 종류로 구성돼 있다. 그런데 사람들은 저항성 녹말을 소화시키는 효소가 없다. 저항성 녹

> **TIP** 코코넛오일 밥 만드는 방법
> ① 끓는 물에 코코넛오일을 한 티스푼 떨어뜨린다.
> ② 쌀 반 컵을 넣어 40분간 조리해 밥을 짓는다.
> ③ 완성된 밥을 12시간 동안 냉장고에 넣어 식힌다.

말은 당으로 전환되지 않고 혈류에 흡수되지 않는다. 즉 저항성 녹말이 많이 들어있을수록 몸으로 흡수되는 칼로리는 줄어든다. 그래서 스리랑카 화학공학대학의 수드하이르 제임스 박사와 연구진들은 소화가 잘 되는 녹말을 저항성 녹말로 바꿀 방법을 알아냈다. 바로 코코넛오일을 넣고 밥을 지은 후 냉장하는 것이다. 일반 밥에 비해 코코넛오일을 넣은 밥은 저항성 녹말의 양이 최소 10배 이상 많았다. 그리고 다시 데워 먹어도 저항전분의 양에는 영향을 미치지 않았다.

콜레스테롤을 증가시키고 혈관을 막는 주범인 포화지방 덩어리라고 천대받았던 코코넛오일이 기적의 다이어트 오일로 대접받게 된 이유는 포화지방의 성질이 남다르다는 것이 밝혀졌기 때문이다. 흔히 문제가 되는 동물성 포화지방의 경우 기다란 장사슬 지방산으로 이뤄져 대사과정을 거치며 지방단백질로 변하면서 체지방이나 혈전으로 쌓인다. 하지만 코코넛오일은 중간사슬 지방으로 이 식물성 포화지방은 우리 몸에 들어가는 순간 간으로 보내져 바로 연소되어 에너지를 생산해 신진대사율을 높인다. 우리가 음식을 먹게 되면 그 음식을 소화시키고 대사시키는 데 에너지가 소모되는데 이것이 전체 대사량의 10~15%정도가 된다. 이런 역할을 주로 하는 것은 단백질이 풍부한 음식들인데 코코넛오일은 특이하게도 단백질 성분보다 더 빨리 신진대사를 촉진하는 효과가 있어 다이어트에 그만이다.

팽이버섯

팽이버섯은 그 자체로도 다이어트에 효과적인 식품이다. 팽이버섯은 단백질은 풍부하면서 칼로리는 낮고 식이섬유가 풍부해 적은 양을 먹어도 포만감을 준다. 일본에서는 팽이버섯의 효과를 두 배로 더 증가시킬 방법을 찾다가 영양 흡수를 높이고 보관 기간을 늘리고자 팽이버섯 얼음을 개발했고 이것이 일본에서 열풍을 불러일으키고 있다.

그렇다면 굳이 그냥 먹어도 좋은 팽이버섯을 얼려 먹어야하는 이유는 무엇일까? 우선 팽이버섯을 물과 함께 믹서로 분쇄하면 식이섬유 속의 단단한 세포벽이 부서진다. 그러면 세포 속에 있는 버섯 키토산을 비롯한 성분 대부분은 물속으로 흘러나오기 쉬운 상태가 된다. 그리고 팽이버섯을 끓이게 되면 이미 세포벽 밖으로 흘러나오기 쉬워진 영양 성분은 가열 과정을 거치며 본격적으로 녹아나오기 시작한다. 팽이버섯의 단백질은 매우 열에 강한 덕분에 한 시간 이상 가열해도 거의 변하지 않고 오히려 뭉근히 끓일수록 성분이 응축된다. 그리고 마지막으로 얼리는 과정에서 수분 속으로 녹아나온 세포가 팽창하면서 다시 한 번 산산조각이 난다. 이때 앞의 두 과정에서 추출되지 못했던 성분까지 모조리 세포 밖으로 끄집어낼 수 있기 때문에 팽이버섯의 약효 성분의 흡수를 더욱 높일 수 있다.

팽이버섯얼음 만드는 방법

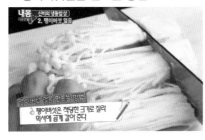

① 팽이버섯은 밑동을 잘라낸 뒤 길이로 4등분한다.

② 믹서에 팽이버섯과 물을 넣고 약 30초간 갈아준다.

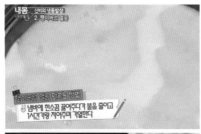

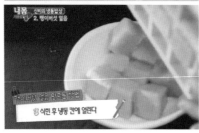

③ 냄비에 갈은 팽이버섯을 넣고 한소끔 끓어오르면 약한 불로 줄인다. 보글보글 끓을 정도의 세기로 불을 조절하면서 냄비 바닥이 눈지 않도록 저으며 한 시간 가량 가열한다.

④ 얼음물을 채운 볼에 담가 냄비째 식힌다.

⑤ 얼음 틀에 부어 냉동 칸에 얼린다.

언두부

동두부라고도 하는 언두부는 중국의 추운 산간지방에서 두부를 오랫동안 보존하기 위해 만들기 시작했다. 보통의 두부 100g에 들어있는 단백질은 7.8g인데 비해 언두부의 단백질은 무려 50%가 넘어 50.2g 정도가 함유되어 있다. 탈수가 되면서 단백질이 높아지는데 단백질이 풍부하다는 것은 아미노산 역시 많다는 뜻이다. 언두부에는 필수 아미노산 중에서도 지방 연소 작용이 높은 발린, 류신, 이소류신이 풍부하다. 여기에 지방을 효율적으로 연소시켜 에너지로 바꾸는 아르기닌도 많이 함유되어 있어 체온을 올리고 근육을 강화시키는 다이어트 음식이다.

> **TIP** 언두부 조리법
> ① 두부 한 모를 준비한 다음 물기를 제거한다.
> ② 두부를 가로로 반을 갈라 랩으로 감싼다.
> ③ 밀폐용기나 지퍼백에 담고 냉동실에 넣어 얼린다.

양파얼음

양파얼음 역시 일본에서 3년 전부터 유행했다. 양파가 비만에 좋다는 건 이제는 상식이다. 양파의 케르세틴 성분은 지방의 흡수를 억제해 체지방을 줄여주고 황화알릴이 당 대사를 활성화해 에너지를 소비시켜 살이 빠지게 한다. 그리고 케르세틴과 함께 글루타티온은 양파에서 주목해야 할 성분이다. 글루타티온은 강력한 항산화 작용을 하며 혈당치의 상승을 억제시킨다. 혈당치가 상승하지 않으면 몸속에 지방이 쌓이지 않으므로 살이 빠지는 체질로 바뀐다.

양파얼음은 한 번 가열했다가 얼린 것이다. 그래서 쉽게 녹기 때문에 다른 식재료와 잘 섞여 사용하기가 편하고 모든 요리에 쉽게 조화되는 것이 양파얼음의 매력이다. 양파에는 혈액을 맑게 하는 시클로알리인(Cycloalliin)이라는 성분이 있다. 이 성분은 혈중 콜레스테롤과 중성지방 수치를 낮춰준다. 그런데 시클로알리인은 가열하면 더욱 증가하는 특성이 있으므로 전자레인지에 20분 정도 가열해서 만드는 양파얼음은 이상적인 섭취 방법이다.

TIP 양파얼음 조리법

재료 : 물 200ml, 양파 4~5개(1kg)

① 양파는 껍질을 벗기고 윗부분을 잘라 낸 후 아랫부분의 심을 칼로 도려낸다.
② 비닐팩에 손질한 양파를 넣는다.
③ 비닐팩은 입구를 봉하지 않고 내열용기에 담아 전자레인지에 20분 동안 가열한다. 비닐팩 입구를 봉하면 터지므로 주의한다.
④ 가열한 양파는 집게를 사용해서 하나씩 믹서에 넣는다. 비닐팩 안에 생긴 양파즙도 남김없이 넣는다.
⑤ 물 200ml를 붓고 양파가 걸쭉해질 때까지 갈아준다.
⑥ 얼음틀에 넣고 냉동해 얼려준다.

recipe

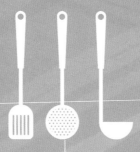

내 몸 사용설명서에는 여러 가지 질환을 고치거나 우리 몸을 보혈하기 좋은 여러 가지 약재와 식물, 곡식 등을 다루었다. 하지만 본권에서 미처 다루지 못했지만 빠지기에는 아쉬운 내용을 모아 부록으로 담았다. 노화, 피부, 뇌, 간 등에 좋은 차와 곡물, 약재를 활용해 집에서 간단히 따라할 수 있는 각종 레시피까지 꼼꼼히 챙겨보자.

변비 잡는 씨앗

'치아시드' 요구르트

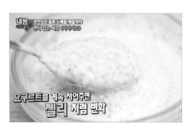

01 떠먹는 요구르트에 치아시드 한 숟가락 정도를 넣는다.

재료   치아시드, 요구르트, 물

치아시드에는 오메가3, 철분 등의 다량의 미량 원소가 풍부하다. 특히 생선에 있는 오메가3의 흡수를 돕는다. 단, 수분을 굉장히 많이 흡수하기 때문에 날 것의 경우 한 숟가락 이상 복용하면 복통과 설사를 유발할 수 있다. 날 것으로 먹을 경우 찻숟가락으로 두 번 정도 섭취하고 맥주 컵으로 한 컵 정도의 물을 마셔야 한다. 치아시드와 요구르트를 함께 먹으면 포만감을 높여주고 변비해소에 좋다.

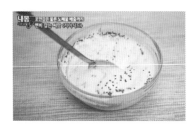

02 저어주면 젤리처럼 끈적해진다. 물 한 컵을 마신다.(요구르트와 함께 먹을 경우 별도의 수분 섭취가 필요하다.)

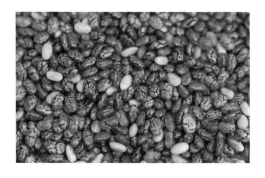

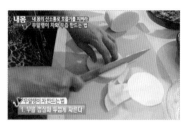

01 무를 껍질째 두껍게 자른다(크기는 손가락 마디 굵기). 햇볕에 2~3일 정도 말린다.

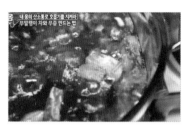

02 무말랭이가 되면 약불에 볶아준다.

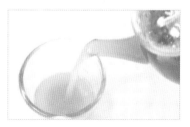

03 주전자나 냄비에 물과 말린 무 7~8 개를 넣고 끓인다.

호흡기 질환의 특효

'무차'

재료　말린 무

호흡기는 코와 입을 통해 공기가 들어오는 길이기도 하지만 바이러스와 세균이 침입하는 경로가 되기도 한다. 무차는 호흡기 질환인 천식, 가래, 감기에 모두 좋다. 무는 청열과 해독작용이 뛰어나다. 폐기관지의 열이 빨리 식어야 온몸의 열이 식을 수 있다. 특히 폐기관지는 차가워야 하지만 식지 못하는 폐기관지에는 노폐물이 쌓여 염증을 유발하게 된다. 이럴 때 무의 핵심 성분인 비타민C가 식혀주는 기능을 한다. 보통 여성의 비타민C 하루 섭취 권장량은 75mg, 남성은 90mg이지만 무에는 100g당 비타민C가 44mg이 함유되어 있다. 그런데 말리지 않은 무와 말린 무의 영양 성분은 칼슘의 경우 10배 이상 말린 무가 높다. 생 무보다 말린 무가 영양적으로 높다.

노화를 잡는 궁극의 청혈제

'솔잎' 식초

재료   솔잎, 항아리, 천연발효식초

솔잎은 혈관이 탁해지는 것을 막아준다. 솔잎에 있는 루틴 등의 성분이 혈관 내의 지방, 콜레스테롤, 혈전 등의 침전물을 녹여내고 모세혈관을 확장하여 혈액순환을 돕는다. 또 폴리페놀의 일종인 피크노제놀이 들어 있다. 이것은 비타민C의 50배가 넘는 강력한 항산화 효과를 지녔다. 솔잎의 이런 유익한 성분은 특히 가을에 함유량이 많다. 그래서 간 위장 신경계 순환계 질환과 피부보호에 좋으며 중풍, 동맥경화, 고혈압, 당뇨 같은 노인성 질환예방에 효과적이다. 솔잎은 무독으로 기록되어 있어 특별히 금기시 하는 부분이 없다. 단지 성질이 따뜻하므로 열이 많은 사람이나 마르고 수척한 사람은 너무 많이 먹지 않는 것이 좋다.

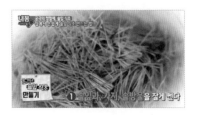

01 솔잎과 가지를 잘게 썬다.

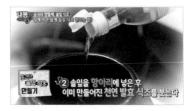

02 솔잎을 항아리에 넣은 후 이미 만들어진 천연 발효 식초를 붓는다.

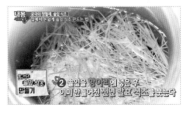

03 햇볕을 피하고 10~15도 내외의 서늘한 곳에서 1~3주간 숙성시킨다.

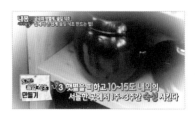

04 3주 이상 숙성시키면 과발효로 부패할 수 있으므로 주의해야 한다. 항아리에서 건더기를 건져낸 후 식초만 냉장보관 한다.

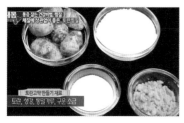

01 토란을 껍질째 숯불에다 겉껍질의 털이 약간 누를 정도로 가볍게 구어서 껍질을 벗기고 강판에 간다. 토란 : 통밀가루 : 생강 : 소금 = 5 : 5 : 1 : 1로 섞어서 반죽을 만든다.

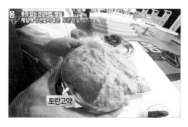

02 이렇게 만든 반죽을 거즈와 비닐 사이에 넣고 두께 1~3mm 쯤 골고루 펴서 거즈 쪽이 살갗에 닿도록 붙인다. 고약이 움직이지 않도록 압박 붕대나 종이반창고로 8~12시간 동안 붙여둔다.

땅에서 자라는 달걀
'토란' 고약

재료　　토란, 통밀가루, 생강, 소금

토란은 땅에서 자라는 달걀이란 말이다. 이름만큼 영양이 풍부해서 흙의 둥근 보약이라고 불린다. 토란의 주성분이 당질, 단백질이지만 다른 감자류에 비해 칼륨이 풍부하게 들어 있어서 변비를 막고 소화를 돕는 성분이 많다.

토란이나 된장은 먹으면 소화과정에서 모두 단당류와 아미노산, 지방산, 글리세롤로 분해되어 버리기 때문에 찜질효과를 기대할 수 없다. 특히 토란에 알레르기가 있는 사람은 토란을 익혀서 찜질을 하면 좋다. 특정 질환의 치료 효과를 높이려면 환부에 직접 찜질을 해야 한다. 갑상선이나 관절과 같은 곳은 피부에 붙이는 찜질이 더 효과적이다. 실제 갑상선암 환자가 찜질을 한 후 암 덩어리가 작아진 경우가 있었다. 그리고 피의 흐름이 나빠지면 생기는 고혈압, 당뇨, 심장병을 비롯한 여러 가지 질환도 개선된 사례가 있다. 토란을 굽지 않고 그대로 쓰면 알레르기를 일으킬 수 있고, 너무 구우면 약효가 사라진다. 겉껍질이 조금 탈 때까지 구워서 쓰면 좋다.

어린 아이들에게 하루걸러 일곱 번을 해주면 성장하는데 도움을 준다. 그리고 삐거나 관절염, 타박상. 종양, 동통, 근육통, 피부암, 유방암, 중이염, 충수염, 기미, 주근깨, 백반증 같은 곳에 쓴다.

피부를 건강하게 만드는

'살구차'

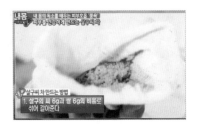

재료 살구씨, 쌀, 물, 꿀, 면포

01 살구 씨 6g과 쌀 6g을 곱게 간 뒤 면포에 함께 넣는다.

살구씨는 피부미용과 관련된 한의학 고전 문헌에서는 200여 가지의 치료법이 나올 정도로 유명해 '약방의 감초'로 불린다. 살구는 피부를 보호하고 윤택하게 한다. 어혈을 풀어주어 기미가 옅어지게 도와주고, 얼굴을 자양해 지친 피부를 부드럽게 만들어 주기도 한다. 또한 지방과 비타민이 풍부해 피부와 모발을 윤택하게 해주고, 살구씨를 이용한 팩을 하게 되면 기미, 주근깨, 검버섯을 없애주며 얼굴을 아름답게 만들어준다. 이외에도 폐기능을 도와서 기침과 천식을 치료하는 효과가 있어 기관지염, 인후염, 감기 등에 좋다.

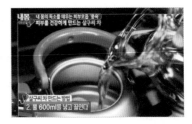

02 물 600㎖를 끓이고 면포를 넣어 준다.

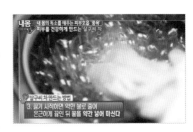

03 끓기 시작하면 약한 불로 줄여 은근하게 끓인 뒤 꿀을 약간 넣어 마신다.

살구차는 많이 복용할 경우 중독될 수 있다. 하루 1회만 복용하는 것이 좋다. 많이 복용할 경우 뼈와 근육에 손상을 줄 수 있다. 그러므로 껍질은 반드시 벗기고 사용하고 기침이나 설사가 있다면 복용하지 말아야 한다.

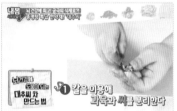

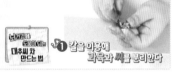

01 대추를 물에 담가 불린 후 꼭지 부분을 누르면 씨가 빠져 나온다.

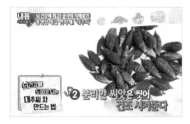

02 깨끗하게 씨를 씻어 햇볕에 말린다.

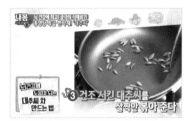

03 말린 대추씨를 살짝 볶는다.

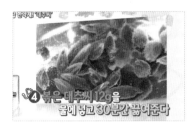

04 볶은 대추씨를 물에 넣고 달여 마신다. 하루 12g 정도 달여 먹는 것이 적당하다.
※너무 강하게 볶으면 유효 성분이 있는 씨앗의 기름 성분이 다 마르게 된다. 약간 거뭇거뭇해질 때까지만 볶아야 한다.

뇌 건강을 돕는

'대추씨차'

재료　　대추

대추는 뇌를 맑게 해주고 신경과민 개선에 도움이 되며 불면증 개선, 두뇌 건강 증진에도 도움을 준다. 한약재로는 산조인이라고도 불리는데 본초강목에서는 산조인을 오래 복용하면 오장이 편안해지고 몸이 가벼워지며 장수한다고 기록돼 있다. 실제로 대추는 정신을 안정시키는 효과가 있고 대추씨는 불면증, 가슴 두근거림, 신경쇠약, 피로감, 무력감을 없애 준다. 스트레스가 많은 현대인들에게 대추씨는 신경을 안정시켜주는 효과를 기대할 수 있다. 단, 몸에 열이 너무 많고 임산부인 경우, 또한 평소 대변이 무르거나 설사 경향이 있다면 피하는 것이 좋고, 평소 대변은 정상이었으나 복용 후 설사를 한다면 복용을 중지하는 것이 좋다.

간의 냉적을 잡는

'가시오가피'

간암은 간의 냉적으로 설명될 수 있는데 간의 냉적을 잡는데 오가피는 가장 좋은 약재다. 오가피는 식물 중에서 가장 군집성이 강하고 자생력이 뛰어난 식물이다. 성질이 따뜻하고 그 기미는 주로 인체의 하부인 간으로 가서 간의 냉적을 없애주는 역할을 한다. 간장 경락에 작용해 바람과 습기를 내보내고 체내에 오래된 어혈을 없애주며 기운을 돕고 눈을 밝게 하며 혈액순환이 잘 되도록 돕고 간을 보호하며 오장 육부를 튼튼하게 하게 해 기능한다. 그 효능은 산삼에 버금간다. 우리나라에 자생하는 오가피는 가시오가피를 포함해 7종인데, 어느 것이든 민간이나 한방에서는 약재로 써왔다. 그러나 우리가 흔하게 알고 먹는 것도, 약재로 주로 쓰는 것도 가시오가피다. 가시오가피의 효능이 오가피 중 가장 좋은 것으로 알려져 있어 주로 약재로 사용된다.

오가피는 흐르는 물에 잘 씻은 후 며칠간 잘 말린 다음, 물에 30분 정도 담가 성분이 우러나게 한 후 1시간 정도 달여서 먹으면 좋다.

오가피는 기운이 아래로 내려가는 성질이 강해 허리와 무릎 등 간이 주관하는 하체에는 도움이 되나 증상과 체질에 맞지 않으면 기운을 너무 처지게 하거나 복통 설사를 유발하기도 한다.

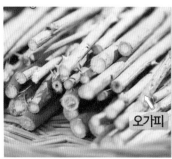 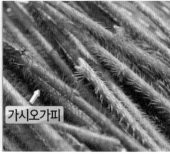

오가피 가시오가피

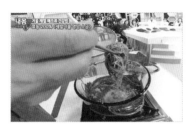

01 세발나물을 살짝 데친다.

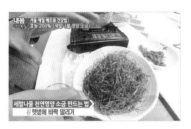

02 햇볕에 바짝 말린 후 믹서로 갈아
준다.

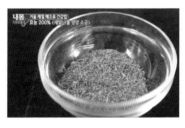

03 곱게 빻아 가루가 되면 소금대용으
로 여러 가지 음식에 사용한다.

겨울 회춘 명약

'세발나물'

재료　세발나물, 절구

세발나물은 갯벌에서 소금을 먹고 자라는 염생
식물로서 해조류 가운데 하나로 새의 발을 닮
았다하여 세발나물이라는 이름이 붙여졌다. 갯
나물이라고도 불리는데 요즘 같은 겨울에 맛볼
수 있는 푸성귀로서 씹히는 맛이 으뜸이며 갯
벌의 미네랄을 듬뿍 빨아 들이면서 자라기 때
문에 맛이 짭조름하여 소금을 따로 넣지 않아
도 되는 알짜배기 먹거리이기도 하다. 세발나
물은 바나나의 12배에 해당하는 칼륨을 함유하
고 있어 나트륨의 배출을 용이하게 해주고 있
다. 이러한 특성을 이용해서 약초로 쓰일 수 있
으며 그 외에도 풍부한 미네랄을 함유하고 있
어 항산화 효과를 가지고 있다.

세발나물을 말려 가루로 만들면 소금을 대신해
음식에 넣을 수 있다. 새발나물 소금은 소금이면서도 소금이 아니다. 일반적으로 소
금은 시판하려면 염화나트륨 함량이 70%가 넘어야 하는데, 새발나물 소금은 염화
나트륨 함량이 20%도 안 된다. 짠맛만 지니고 있을 뿐 소금이 아닌 것이다. 그렇다
면 80%가 넘는 나머지는 무엇일까? 유기미네랄을 비롯한 생리활성물질이다. 생리
활성물질이란 우리 몸이 제구실을 할 수 있도록 돕는 도우미를 아울러 이르는 말이
다. 새발나물소금에는 나트륨은 적고 이러한 생리활성물질이 듬뿍 들어있으니 소금
이라기보다는 밥상 위의 보약이라 할 것이다.

'곰피' 보혈주스

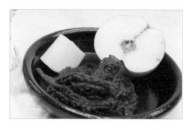

재료　생 곰피 30g, 물 100cc, 무 50g, 배 반개, 조청

01 생 곰피 30g, 물 100cc, 무 반개, 조청을 준비한다.

겨울철 시장 미역이나 다시마처럼 생긴 곰피를 볼 수 있다. 자세히 보면 구멍이 송송 나있고 표면은 오돌도돌하다. 원래는 갈색이지만 데치면 초록빛을 띠는데 질감이 적당히 부드러우면서도 씹는 맛이 좋은 일품 해조류다. 영동권에서는 곰피라 하지 않고 쇠미역이라도 부른다.

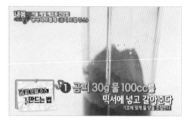

02 깨끗이 씻은 곰피와 물을 믹서에 넣고 갈아준다.

곰피에는 강력한 항암 물질인 후코이단이 포함돼 있다. 후코이단은 항암 효과뿐만 아니라 항혈액 응고, 항혈전 효과도 가지고 있다. 곰피는 이뿐만 아니라 혈액의 중성지방 및 총콜레스테롤 수준을 저하시키고 유익한 콜레스테롤을 높인다. 따라서 겨울철 혈액순환 장애가 생기고 몸 속 독소를 배출하지 못해 신진대사가 원활하지 못할 때 곰피야말로 전신의 보혈에 탁월한 식품이라 할 수 있다.

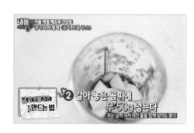

03 믹서에 무 50g을 넣고 갈아준다. 배 반 개를 넣고 갈아준다.

겨울철에는 간에 더 신경 써야 한다. 곰피는 간을 보하는 식품이 될 수 있다. 곰피는 간의 지방을 분해하고 해독하여 간을 깨끗하게 해주고 간의 피로를 풀어준다.

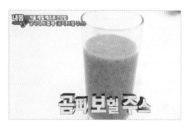

04 쌀 조청 한 숟갈을 넣고 다시 갈아준다.
　　※곰피를 생으로 먹는 것은 데치는 것보다 흡수가 빠르고 소화시간도 단축된다.

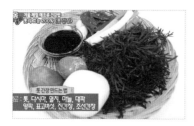

'톳' 간장

01 간장, 톳, 양파, 마늘, 멸치, 표고버섯, 진간장, 조선간장을 7대 3의 비율로 하여 간장에 톳을 미리 우린 후 나머지 재료를 넣고 2~3시간 푹 우린다.

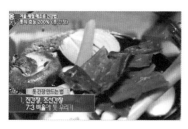

02 베란다 또는 그늘에 하루 정도 식힌다. 식히는 동안 재료 안의 영양 성분들이 우러나온다.

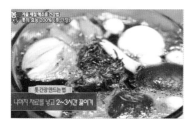

03 체나 망에 걸러낸 후 병에 담아서 냉장고에 보관한다.
※요리를 할 때 간장 대용으로 쓰는데 간장보다 짠맛이 덜하고 풍미가 좋다. 국을 끓일 때 국 간장 대용으로도 좋고 샐러드 드레싱으로도 가능하다.

재료 톳, 다시마, 멸치, 마늘, 대파, 양파, 표고버섯, 진간장, 조선간장

톳은 그야말로 해조류의 장점을 한데 모아놓은 해초계의 일인자다. 미네랄이 무려 96종 함유돼 있으며 식이섬유와, 비타민도 풍부하다. 혈관을 유연하게 만들고 응고를 풀어주며 혈관 경화를 막고 혈압을 내리는 효과가 있어 보혈의 효과 또한 탁월하다. 톳에는 천연 항암성분인 후코이단이 들어있다. 후코이단은 모든 해조류에 들어 있는 것은 아니며 톳과 같은 갈조류에만 존재하는 수용성 식물섬유의 일종이다. 후코이단의 항암 기능 중에서도 가장 강력한 항암효과로 꼽히는 것은 바로 암 세포의 자살을 유도하는 것이다. 우리 몸의 세포는 일정 기간이 되면 스스로 죽고 그 자리를 싱싱한 세포에게 물려준다. 그러나 암세포는 이러한 기능에 이상이 생겨 영원히 살면서 증식만 반복한다. 후코이단은 암세포의 망가진 자가 소멸 기능을 되살려 스스로 죽도록 만든다.

신이 내린 곡물

'아마란스' 강정

재료   아마란스, 물엿

고대 잉카제국에서 '신이 내린 곡물'로 불렸던 아마란스는 '영원히 시들지 않는 꽃'이라는 고대 그리스어에서 유래했다. 고혈압은 혈액 내 총콜레스테롤을 낮추고 염분을 배출하는 것이 제일 중요하다. 그런데 아마란스에는 이 두 가지를 돕는 성분이 모두 들어있다. 바로 식물성 스쿠알렌과 폴리페놀 성분인데, 이 두 성분은 강력한 항산화작용으로 혈액 내 과산화지질과 콜레스테롤을 낮춰주는데 효과가 있다. 즉, 혈액을 맑게 하여 혈관내의 노폐물이 쌓이는 것을 막아주게 되고 혈관의 유연성이 잘 유지된다. 그리고 아마란스에 다량 함유되어 있는 칼륨과 마그네슘은 체내에 나트륨을 배출시켜 혈압을 낮추는데 도움을 준다. 때문에 아마란스는 염분 조절이 꼭 필요한 고혈압 환자들에게는 아주 좋은 식품이다.

아마란스의 유효성분을 가장 많이 효과적으로 얻는 방법은 압착해서 기름으로 먹는 것이라고 할 수 있다. 열을 가했을 때 발생할 수 있는 영양분의 손실이 거의 없고 유효성분을 효과적으로 추출할 수 있기 때문에 기름으로 추출해서 먹는 것이 아마란스가 가지는 영양소를 조금 더 효과적으로 쉽게 섭취할 수 있는 방법이라고 할 수 있다.

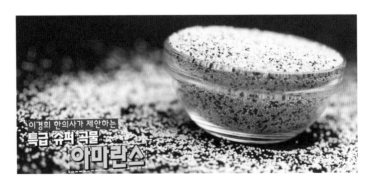

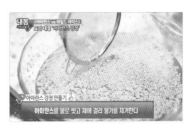

01 아마란스를 물로 씻고 체에 걸러 물기를 제거한다.

다이어트식의 필수요소는 고단백 저지방식일 것이다. 그런데 아마란스가 바로 이 조건에 들어맞는다. 아마란스가 고단백 식품이다. 아마란스의 단백질 함량은 밭에서 나는 소고기라고 불리는 콩보다 많이 포함되어 있을 뿐 아니라 식물성 단백질에는 부족한 라이신이라는 필수 아미노산이 함유되어 있어서 굳이 육식을 하지않고도 단백질 섭취가 충분히 가능하다. 뿐만 아니라 섬유질도 풍부해 많이 먹지 않아도 금세 배가 불러 포만감을 쉽게 느낄 수 있고 대변을 통해 콜레스테롤까지 원활하게 배출해주니 훌륭한 다이어트식이다. 이뿐인가 풍부한 미네랄이 이미 쌓여있는 지방의 배출을 도와준다. 게다가 아마란스에는 글루텐 성분이 없다.

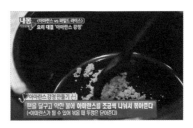

02 팬을 달구고 약한 불에 아마란스를 조금씩 나눠서 볶아준다.(볶을 때는 반드시 팬을 닫아야한다. 아마란스가 튈 수 있다.)

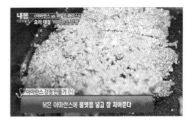

03 볶은 아마란스에 물엿을 넣고 잘 저어준 다음 평평한 그릇 위에 부어 평평하게 눌러준다. 식힌 다음 먹기 좋은 크기로 잘라준다.

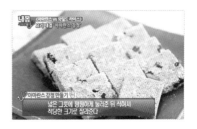

식중독을 막아주는

'생강' 장아찌

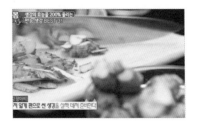

재료　생강, 식초, 설탕, 간장, 청주

01 생강을 2mm 두께로 얇게 편을 썰고 매운 맛을 없애기 위해 살짝 데쳐준다.

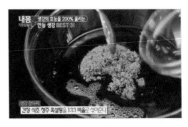

02 간장, 식초, 청주, 흑설탕을 1:1:1 비율로 섞어준다.

생강과 식초가 만나면 식초의 산 성분이 세균에 대한 저항력을 증가시키고 비타민과 미네랄 흡수를 돕는다. 모든 음식에 식초 2%만 들어있어도 살모넬라균, 비브리오균 등으로 인한 식중독을 막아준다. 특히 생강은 항암에 효과가 있는 당근, 양배추, 브로콜리, 현미, 토마토, 오이, 보리 등 40개의 식품을 효능이 높은 순서대로 배열한 디자이너 푸드(Designer Foods)에서 가장 상위에 올릴만큼 중요한 식품이다. 또 생강의 진저롤, 쇼가올이라는 매운 성분이 암세포의 자살을 촉진시키고 혈관을 확장시켜 혈압을 낮추고 혈전을 녹여 뇌의 혈류를 잘 흐르게 해서 우울증에 효과가 있다. 생강을 이용한 요리로 생강 장아찌를 만들어보자. 생강과 흑설탕의 궁합이 어울린다. 찬 성질의 흑설탕과 뜨거운 성질의 생강이 쓴맛을 중화시키기 때문이다.

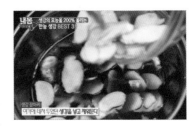

03 데친 생강을 넣고 일주일 정도 숙성시킨다.

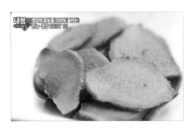

04 완성

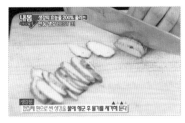

식중독을 막아주는

'생강청'

01 생강(100g)은 껍질째 편 썰어 물에
헹군 후 물기를 제거해준다.

재료 생강(100g), 청주(2컵), 물(1컵),
흑설탕(1컵 반), 조청(1/4컵)

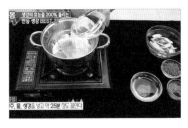

02 냄비에 청주(2컵), 물(1컵), 생강을
넣고 25분 정도 끓여준다.

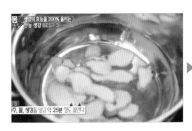 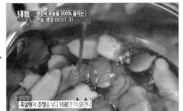

03 흑설탕(1컵 반), 조청(1/4컵)을 넣
고 15분 정도 걸쭉하게 조려낸다.

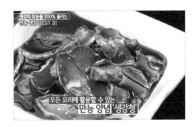

04 완성

뼈가 튼튼해지는
우유 '식초'

재료　우유, 식초

현대인에게 유일하게 부족한 영양소는 바로 칼슘이다. 현대인들은 발효식품에 관심이 많다. 식초는 발효의 한단계 위라고 보면 된다. 발효한 것을 한번 더 발효한 것이 식초이기 때문이다. 식초 자체에는 특별한 영양소가 없다. 식초는 도우미라고 보면 된다. 다른 음식과 식초를 함께 먹으면 효과가 배가된다. 음식 속에 영양성분이 아무리 많아도 몸에 다 흡수하지는 못한다. 하지만 식초는 영양성분의 흡수율을 높여준다.

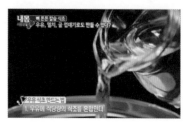

01 우유 200㎖ 한 잔에 2~3스푼 정도 넣어주고 저어준다.

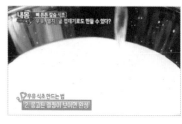

02 요쿠르트처럼 하얗게 응고가 되면 완성이다. 그 액을 마셔주면 된다.
※과일을 첨가하면 맛이 더 좋아진다.

천연발효
막걸리 '식초'

재료　막걸리, 천연발효식초, 면포

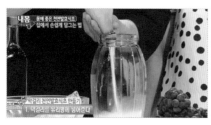

01 막걸리를 유리병에 넣어준다. 막걸리에 천연발효식초를 막걸리량의 30%를 넣어준다.

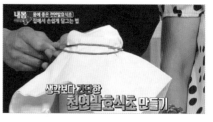

02 공기가 통할 수 있도록 면포를 씌워준다.

제철과일

'식초' 주스

재료   천연발효식초(1홉), 블루베리, 수박, 우유 또는 플레인 요구르트, 얼음

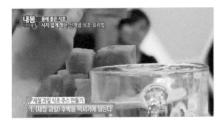

01 (제철 과일)수박을 믹서기에 넣는 다. 블루베리도 넣어준다.

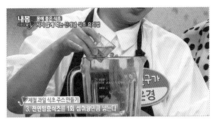

02 천연발효식초를 1회 섭취량(1홉)만 큼 넣는다.

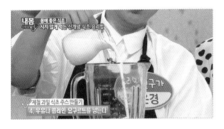

03 우유나 플레인 요구르트를 넣는다.

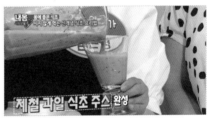

04 얼음을 넣고 함께 갈아준다.

천연 철분제

치자 '연근' 조림

재료　　치자, 연근, 솔잎발효액

연근에는 피를 깨끗하게 만들어주는 레시틴 성분이 있다. 레시틴은 불포화 지방산의 일종으로 신경계와 뇌세포의 원료가 되는 중요한 영양소다. 체내에 과다한 콜레스테롤을 저하시키고, 뇌기능 개선 및 두뇌 영양 공급에 도움을 준다. 레시틴은 물과 기름 모두 친한 양극성의 독특한 성질을 가지고 있기 때문에 혈관 벽에 콜레스테롤이 침착되는 것을 예방하고 불필요한 물질을 배설시켜 신장의 기능을 강화하고 혈액순환을 원활히 하는 역할을 한다. 또 연근을 자르면 검게 되는데, 철분 때문에 생기는 현상이다. 철분은 적혈구 구성성분으로 철분이 있어야 적혈구가 만들어진다. 연근은 조리법에 따라 약성이 달라진다. 생으로 먹으면 신체의 열을 빼앗아 몸을 차게 하는 효과가 있고 쪄서 말린 것은 빈혈이나 냉증을 개선하고 소화흡수력을 높여준다. 가루로 만들기 전에 일단 찌는 것은 연근 속에 있는 지혈 및 허약체질 개선 작용이 더욱 강해지기 때문이다.

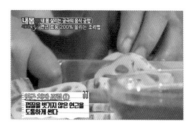

01 껍질을 벗기지 않은 연근을 도톰하게 썬다.

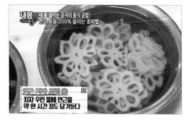

02 치자 3~4개(연근 하나에 치자 3개)를 넣고 물을 끓인다. 치자 우린 물에 연근을 약 1시간 정도 담가둔다.

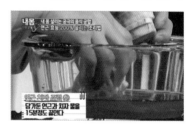

03 담가둔 연근과 치자 물을 15분 정도 끓인다.

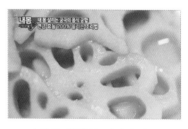

04 솔잎을 설탕발효시킨 솔잎 발효액을 설탕을 대신해 넣는다.

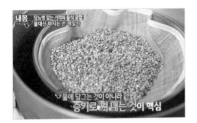

'쓴메밀차'

01 쓴메밀을 밥솥에 넣고 30초간 쪄 낸다.

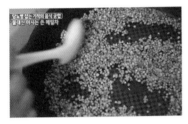

02 중불에 쪄낸 쓴메밀 쌀을 볶아 물기를 제거한다. 이 과정을 9번 반복한다. 구증구포한 쓴메밀 쌀을 티백에 넣어 물에 넣고 끓인다.
※얇은 야생메밀은 30초만 찌면 되지만, 국내산 메밀은 더 오래 쪄야 한다.

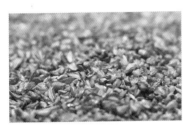

재료　　쓴메밀

혈관을 건강하게 만드는 방법은 생각보다 간단하다. 당분을 제거해야 한다. 당분을 많이 포함한 혈액이 혈관 속으로 계속 다니면 혈관의 노화가 빨리 진행된다. 이럴 때 메밀을 먹으면 좋다. 메밀은 약간 냉한 성질이 있기 때문에 점성이 높아진 혈액을 풀어주고 혈액 순환을 돕는다. 간혹 혈액 순환을 위해 아스피린을 먹는 경우가 있다. 하지만 장기적으로는 좋지 않다. 아스피린이 혈액을 묽게 만들어줄지는 몰라도 혈관벽을 얇게 만들기 때문이다. 그러나 메밀에 들어있는 루틴 성분은 콜레스테롤 수치를 낮추어줄 뿐만 아니라, 콜라겐을 만들어 혈관과 심장 근육을 튼튼하게 만들어준다. 메밀이야말로 최고의 혈관 다이어트 식품이다. 특히 일반 메밀에 비해 쓴메밀은 루틴 성분을 몇 배이상 함유하고 있다. 쓴메밀은 재배 농가가 늘어서 인터넷에서 쉽게 구할 수 있다. 메밀의 껍질에는 독성이 있어 구증구포를 해야한다.

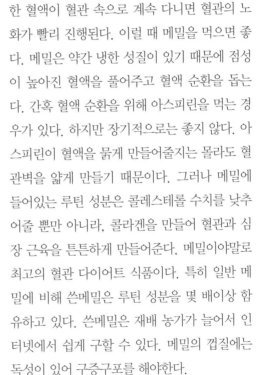

고혈압과 당뇨에 탁월한

'명월초'

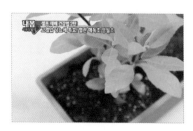

준비물　명월초, 화분, 물, 컵

셀프 재배 설명서

지난해 세계보건기구(WHO)의 발표에 따르면 전 세계 사망원인 2위는 뇌졸중으로 한 해에만 약 670만 명이 사망했다. 이 뇌졸중의 원인이 되는 질병은 고혈압과 당뇨다. 혈과 해독에 탁월한 약초가 있다. 바로 '명월초'다.

명월초의 잎에는 게르마늄, 칼콘을 비롯해 감로산, 비타민B, 유황칼슘, 아미노산, 알칼로이드 등의 26종의 유기질 성분이 함유되어 있어 고혈압과 당뇨병을 완화하는 것으로 알려져 있다.

명월초는 뿌리보다는 생잎을 채취해서 먹는 것이 더 효과적이다. 명월초는 수경재배도 가능할 정도로 키우기가 수월하다. 묘목은 명월초를 재배하는 농가나 인터넷에서 쉽게 구할 수 있다. 꽃은 약용으로 사용할 수가 없다. 꽃과 열매를 그대로 방치할 경우 잎이 잘 자라지 않기 때문에 바로바로 꽃은 따주면 된다.

01 명월초 가지를 사선으로 자른다. 이때 잎이 대여섯 장 붙은 가지가 적당하다.

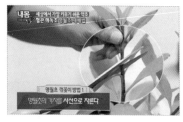

02 자른 가지를 물이 있는 컵에 둔다. 15일 정도가 지나면 뿌리가 나온다.

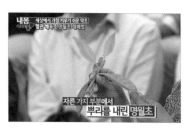

03 뿌리가 자란 가지를 화분에 옮겨 심는다. 한달이 지나면 식용이 가능하다.

명월초는 키운지 3개월이 되면 잎이 70cm 이상 자란다. 생잎 채취 방법은 잎사귀 위에 새순이 나와 잎이 2~3장 정도 나왔을 때 아래 잎을 채취한다. 명월초에 물을 줄 때 건조할 경우 4~5일, 여름에는 3일의 한 번으로 충분하다. 자주 주면 뿌리가 썩는다.

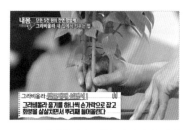

천연 항암초

'그라비올라'

01 그라비올라 줄기를 하나씩 손가락으로 잡고 화분을 살살치면서 뿌리째 들어올린다.

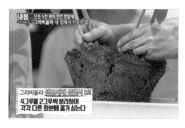

02 2그루씩 분리해 각각 다른 화분에 심는다.

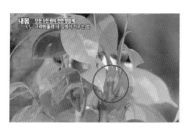

03 명월초처럼 줄기를 잘라 작은 화분에 심으면 20일 정도 지나면 새 잎이 나온다. 2개월 후에는 그라비올라 잎 수확이 가능하다.

준비물　그라비올라 4그루, 화분, 물

셀프 재배 설명서

그라비올라는 신이 내려준 천연 항암초라는 별명이 붙을 정도로 암세포를 사멸시키는 성질이 강하다. 섬유질과 비타민C, 비타민B, 인이 다량으로 함유 되어 있고 특히 일반 항암제보다 무려 10,000배나 강력하게 암 세포를 사멸시키는 아세토게닌 성분이 들어 있어 있다.

그라비올라는 남미, 인도, 필리핀 등지에 서식하는 포도나무과 식물이다.

명월초처럼 잎사귀를 따면 옆에서 또 새순이 나오기 때문에 한 번 묘목을 사면 두고 두고 먹을 수 있기 때문에 오히려 경제적이다. 여름에는 5일에 1번, 가을에는 8~10일, 겨울에는 15~20일에 1번씩 물을 주면 된다. 물을 줄 때는 화분 밑으로 물이 새도록 흠뻑 주는 것이 포인트! 묘목 1개에서 줄기를 자르면 봄가을에는 20일 정도에 새순이 나며 2개월 정도가 지나면 다시 따서 복용할 수 있을 정도로 자란다. 새순이 나기 시작하면 아래 줄기에서 일주일에 두 잎 정도는 계속 따도 좋다. 1년 내내 잎을 수확할 수 있다. 찻잎을 계속 복용하려면 그라비올라 4그루 심어진 화분 5개~ 10개 정도의 화분을 키우면 된다.

천연 비타민

'물냉이'

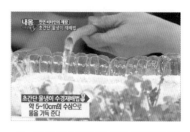

준비물 빈 페트병, 펄라이트(인공 토양), 물냉이, 숯

01 페트병을 옆으로 잘라 펄라이트를 넣고 물을 넣는다. 5~10cm 수심으로 물을 가득 준다.

셀프 재배 설명서

고대 그리스 군인들은 전투에 나가기 전에 원기를 돋우기 위해 천연 비타민왕인 물냉이를 먹었다고 한다. 물냉이 속에는 비타민K가 하루 권장 섭취량의 312%, 비타민A는 72%, 비타민C는 64%가 들어있어 비타민 섭취가 부족한 겨울철에 특히 좋다. 또 집안의 가습기 역할도 하면서 천연 비타민을 섭취할 수 있는 채소다. 물냉이는 흙 없이도 집 안에서 수경 재배로 키울 수 있어 간편하다. 물냉이는 서늘한 곳을 좋아한다. 그늘진 곳이 좋고 싹이 트면 화분을 밝은 곳으로 옮기는 것이 좋다. 8~10cm 정도인 것이 풍미가 있고 씹는 맛도 좋다. 그보다 커서 줄기가 굵어지면 잎이 질겨지고 쓴맛도 강하며 너무 작아도 풍미가 떨어진다. 줄기에 수염뿌리가 나와 있는 것은 피한다. 물냉이를 찧어서 즙을 낸 다음 알코올로 희석해서 두피에 바르면 탈모 방지 효과가 있다. 또 진통 효과도 있어 물냉이 생잎 줄기를 잘 찧어서 환부에 얹어 냉습포하거나 온습포하면 신경통, 류머티즘, 통풍 등에 좋다.

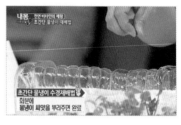

02 페트병 화분에 물냉이 씨앗을 뿌려 주면 된다.

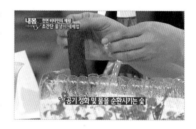

03 고여있는 물이 썩지 않도록 숯을 꽂아준다.
※어린잎을 먹을 때 사용하는 방법이다.

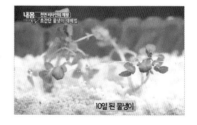

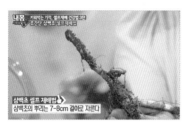

01 삼백초의 뿌리를 7~8cm 길이로 자른다.

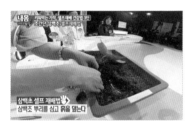

02 삼백초 뿌리를 심고 흙을 덮는다.

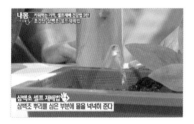

03 삼백초 뿌리를 심은 부분에 물을 넉넉히 준다.

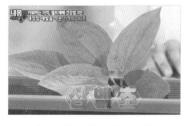

03 이틀에 한번 흙이 흠뻑 젖을 정도로 물을 충분히 준다.

대장암에 특효

'삼백초'

준비물 화분, 삼백초 뿌리, 물

셀프 재배 설명서

삼백초는 맛은 쓰고 성질은 찬 약초다. 대변과 소변을 잘 나오게 하고 몸이 붓는 증상을 없애 주며 몸속 찌꺼기를 걸러내어 독소를 배출한다. 특히 강한 항산화효과와 항암, 항염증의 효능으로 알려진 플라보노이드 성분이 아주 풍부하다.

삼백초는 3~4개의 어린잎은 남기고, 5~15cm 자란 잎은 수확할 수 있다. 한번 수확하면 뿌리 옆으로 또 다른 싹이 자라기 때문에 한 번 더 수확이 가능하다.

삼백초는 매우 향이 강하고 쓴맛이 나는 식물이므로 돼지고기와 같은 육류를 함께 곁들여 먹는 쌈을 추천한다. 삼백초를 말려서 차로 달여서 마실 수 있는 음용 방법이 있고 요리에 조금씩 넣어서 먹을 수도 있는데 특히 돼지고기 요리에 함께 쓰면 좋다. 삼백초에는 칼륨 함량이 매우 높아 염분 배출에 도움이 되나, 일부 칼륨을 증가시키는 고혈압제나 심부전 치료제 복용하는 경우, 콩팥병 환자의 경우 칼륨을 제한해야 하므로 주의가 필요하다.

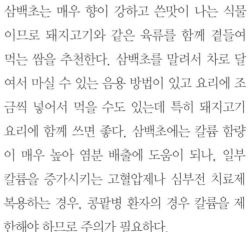

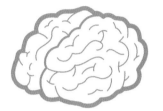

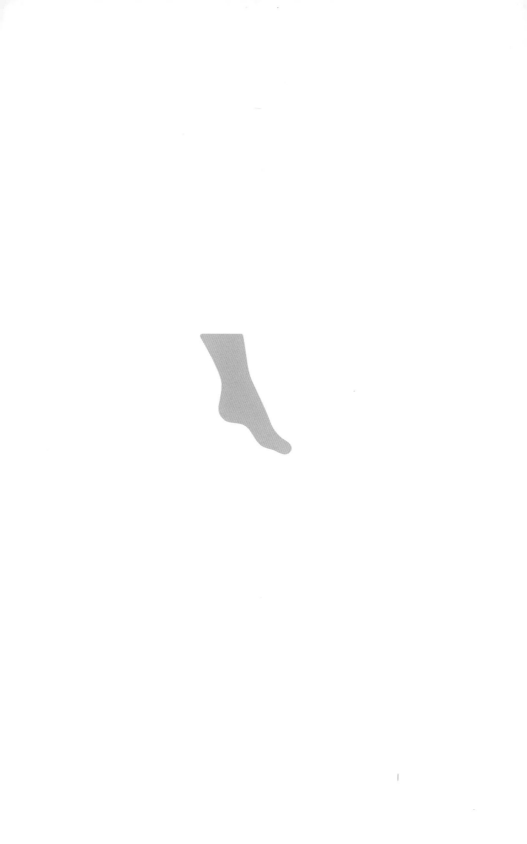

내 몸 사용설명서

초판 1쇄 발행 2015년 12월 18일
초판 3쇄 발행 2016년 11월 15일

기 획 TV조선
지은이 TV조선 내 몸 사용설명서 제작팀

펴낸이 권기대
펴낸곳 도서출판 베가북스

총괄이사 배혜진
편 집 최윤도
디자인 김혜연
영 업 이상화
마케팅 이고은

출판등록 2004년 9월 22일 제2015-000046호

주소 (07269) 서울시 영등포구 양산로3길 9. 201호 (양평동 3가)
주문 및 문의 02)322-7241 **팩스** 02)322-7242

ISBN 979-11-86137-20-8 (03510)

※ 책값은 뒤표지에 있습니다.
※ 좋은 책을 만드는 것은 바로 독자 여러분입니다. 베가북스는 독자 의견에 항상
   귀를 기울입니다. 베가북스의 문은 항상 열려 있습니다.
   원고 투고 또는 문의사항은 vega7241@naver.com으로 보내주시기 바랍니다.

홈페이지 www.vegabooks.co.kr
블로그 http://blog.naver.com/vegabooks.do
트위터 @VegaBooksCo   **이메일** vegabooks@naver.com